Karl Kleinschmidt · Hermann Frick

Die Homöopathie und ihre religiösen Gegner

Dr. med. Karl Kleinschmidt · Dr. med. Hermann Frick

Die Homöopathie und ihre religiösen Gegner

im Blickwinkel medizinischen Wissens und christlichen Glaubens

Ernst Franz Verlag · Metzingen/Württ.

1. Auflage: Oktober 1998
2. Auflage: Juni 1999

CIP-Titelaufnahme der Deutschen Bibliothek

Karl Kleinschmidt/Hermann Frick
Die Homöopathie und ihre religiösen Gegner
Metzingen: Franz, 1998

ISBN 3-7722-0299-3
Copyright Ernst Franz Verlag Verlag, 1998
Alle Rechte vorbehalten
Umschlaggestaltung: Grafisches Atelier Arnold, Dettingen
Herstellung: Heinzelmann Druck-Service, Metzingen
Printed in Germany

Vorwort

Dies ist ein Buch, auf das viele gewartet haben. Es bringt Klarheit durch Sachlichkeit in eine Debatte, die durch pauschale Verurteilungen und Unterstellungen ins Groteske auszuufern droht. Es geht um das Thema Homöopathie – nur um diese und nicht um andere Heilmethoden. Zwei erfahrene Mediziner, beide homöopathische Ärzte und Christen, legen in fundierter Argumentation dar, was es mit der Homöopathie auf sich hat.
Dr. med. Karl Kleinschmidt befaßt sich in seinem Beitrag zunächst mit den wissenschaftlichen Voraussetzungen der Medizin insgesamt. Dabei kommt durch die (heute schon wieder stärker betonte) psychosomatische Sicht die Person des Kranken und sein individuelles Krankheitsbild in das Blickfeld; hierauf legte die Homöopathie bekanntlich von Anfang an besonderen Wert. Da sich der Autor vornehmlich an christliche oder doch religiös interessierte Leser wendet, behandelt er auch die Frage von Glaube und Denken, die er nicht als Gegensätze, sondern als unterschiedliche Erkenntniswege sieht; dem Glauben kommt dabei eine das Denken ergänzende und vertiefende Sichtweise zu. Speziell stellt er sich der Frage, ob die Homöopathie denn unchristlich sei. Er setzt sich in wohltuend sachlicher Weise mit den Gegnern der Homöopathie auseinander, besonders mit den christlichen, die die Homöopathie zum Teil im Bereich des Okkulten ansiedeln.
Im zweiten Teil des Buches legt Dr. med. Hermann Frick in eindrücklicher Weise die historische Entwicklung der homöopathischen Heilmethode im Gegensatz zur Schulmedizin dar. Seine Biographie des den meisten Christen völlig unbekannten Begründers der Homöopathie, Dr. med. Samuel Hahnemann, zeigt einen Arzt von hoher Begabung

und hingebungsvollem Einsatz für den kranken Menschen, der, geschult von hervorragenden Ärzten und Hochschullehrern seiner Zeit und ausgestattet mit einer herausragenden Beobachtungsgabe, zum Begründer der modernen homöopathischen Heilmethode wurde. Der Leser bekommt einen Einblick in Hahnemanns Grundwerk *Organon*, das bei seiner Veröffentlichung ein starkes Echo im In- und Ausland fand und die systematische Grundlegung der Homöopathie leistete. Die »Ähnlichkeitsregel« wird in ihrer konsequenten Anwendung gefordert und ihr Heilerfolg durch empirische Forschungsergebnisse untermauert. Der Autor verwendet große Sorgfalt auf die Erklärung und Begründung homöopathischer Arzneien, gegen deren Vermischung und Verfälschung sich schon Hahnemann zur Wehr setzen mußte. (Heute versucht die pseudoreligiöse Szene, etwa im Bereich der Esoterik, die Homöopathie in Teilbereichen zu vereinnahmen.)

Beide Autoren legen überzeugend auch die moderne wissenschaftliche Fundierung und Bestätigung der Homöopathie, u. a. durch ihren gemeinsamen Lehrer Otto Leeser, dar. Als praktizierende Christen und Ärzte fühlen beide sich von den Verdächtigungen und Verurteilungen der christlichen Homöopathiekritiker besonders betroffen.

Es ist zu wünschen, daß an den medizinischen Fakultäten endlich auch die Homöopathie volle Berücksichtigung findet, wie dies zu Beginn des 19. Jahrhunderts in Leipzig bereits der Fall war.

Dieses Buch leistet mit seiner sachlich fundierten Information und in seiner allgemeinverständlichen Darlegung der homöopathischen Grundprinzipien in Theorie und Praxis einen wichtigen Beitrag zur Diskussion zwischen Schulmedizin und Homöopathie. Vor allem aber bietet es dem fragenden christlichen Leser eine wirkliche Orientierungshilfe.

Pastor i. R. Manfred Otto, Bad Homburg

Inhalt

Vorwort (Manfred Otto) ... 5

Dr. med. Karl Kleinschmidt:
Die Homöopathie zwischen Denken und Glauben

Einleitung ... 9

1 *Denken. Homöopathie vor dem Hintergrund der Geschichte der abendländischen Wissenschaft und Philosophie* ... 11
  1.1 Voraussetzungen des Denkens. Wissenschaft und ihre Grenzen ... 11
  1.2 Gesetze des Denkens. Logik. Analogiedenken ... 12
  1.3 Wissenschaftlich erfaßte Erfahrungen (Empirie) ... 13
  1.4 Die statistische Erfassung von Erfahrung ist nicht alles ... 14
  1.5 Die individuelle Erfahrung des Kranken als Problem der Medizin ... 15
  1.6 Medizin im Weltbild ihrer Zeit ... 16
  1.7 Hahnemann und die Suche nach einem magischen Simile ... 17

2 *Glauben. Ist die Homöopathie unchristlich?* ... 19
  2.1 Aus Glauben denken ... 19
  2.2 Wenn Medizin dämonisiert wird ... 21
  2.3 Der materialistische Angriff: »Der moderne Okkultismus« ... 23
  2.4 Der religiöse Angriff: Was alles vom Teufel sein soll ... 26

3 *Was ist Homöopathie?* ... 39
  3.1 Die Homöopathie in der Medizingeschichte ... 39
  3.2 Die homöopathische Arznei und ihre wissenschaftliche Definition ... 40

3.3 Wirksamkeitsnachweis und das Placebo-Problem 43
3.4 Diagnosestellung und Therapieentscheidung
 (Krankheitsdiagnose und Arzneimitteldiagnose) 47
3.5 Die Dosis in der Homöopathie 48
3.6 Chronische Krankheiten 53
3.6.1 Miasmen und Nosoden 53
3.6.2 Miasmen als allgemeine Umweltbedingungen 55
3.7 Richtungen in der Homöopathie 55
3.8 Ausblick 57

Dr. Hermann Frick:
Kurze Medizingeschichte und Lehre der Homöopathie
nach Samuel Hahnemann und Otto Leeser

Einleitung 59

1 *Stichwort »Homöopathie«* 62

2 *Wer war Samuel Hahnemann?* 64
2.1 Jugend und Studium 64
2.2 Zusammenstoß mit der Schulmedizin 67
2.3 Amtsarzt, Hygieniker und Reformer 69
2.4 Das Geburtsjahr der Homöopathie 73
2.5 Auf Spurensuche:
 Die Geschichte der Ähnlichkeitsregel 76
2.6 Der Apotheker – Letzte Schritte zum *Organon* 83
2.7 Erntejahre 87

3 *Wir wirkt Homöopathie?* 95
 Hahnemann und die neuere Forschung
3.1 Erstwirkung und Nachwirkung 95
3.2 Die homöopathische Diagnose 98
3.3 Die Arzneimittelprüfung 99
3.4 Die Dynamik der Arzneiwirkung 101
3.5 Potenzierung, physikalisch erklärt 102
3.6 Die homöopathische Erstverschlimmerung 114
3.7 Chronische Krankheiten 116
3.8 Ausblick 117

Fachwörterverzeichnis 120

Literatur 123

Dr. med. Karl Kleinschmidt

Die Homöopathie zwischen Denken und Glauben

*Gewidmet meinem Homöopathielehrer
Dr. med., Dr. phil. Otto Leeser*

Einleitung

Schon in der frühen Geschichte unserer abendländischen Kultur hat die Homöopathie im medizinischen Denken eine Rolle gespielt. Sie steht als Behandlungstheorie der Allopathie gegenüber. Während bei der Allopathie der Krankheit entgegenwirkende Mittel zum Einsatz kommen, verwendet die Homöopathie Mittel, die den zu bekämpfenden Symptomen ähnlich (griech. *homöo*) sind. In der schulisch-universitären Entwicklung der Medizin in Mittelalter und Neuzeit fand jedoch die Allopathie den Vorrang.

Durch die exakten Überlegungen und konsequenten Forschungen Samuel Hahnemanns ist die Homöopathie seit 200 Jahren erneut in den Gesichtskreis der Therapie gerückt. Sie war und ist dabei in Theorie und Praxis stark umkämpft. Die homöopathische Ärzteschaft hatte es schwer, sich gegen die rein zahlenmäßige Übermacht ihrer Gegner zu behaupten, die auch weitgehend über die günstigeren Forschungsmöglichkeiten verfügten. Außerdem versuchten die Berufsverbände, die homöopathische Ärzteschaft auszuschließen.

Angesichts der anerkannt milden Wirkung homöopathischer Arzneien wurde die homöopathische Behandlung auch durch Laien zugelassen, so daß sich in die medizinische und geistesgeschichtliche Auseinandersetzung zum Teil sehr laienhaft erdachte und geglaubte Interpretationen der Homöopathie mischten. Auf- und Zusammenbrüche von Ideologien im 19. und 20. Jahrhundert hinterließen ihre Spuren auch im religiösen Bereich. Besonders in christlich-pietistischen Kreisen existiert bis heute eine relativ einflußreiche Strömung, die in der Befürchtung lebt, die Homöopathie sei »okkult belastet«, sie habe etwas mit »Magie« und »Zauberei« zu tun und stehe mit geheimen »Mächten des Bösen« im Bunde. Leider haben solche Strömungen durch gewisse Ausuferungen der klassisch homöopathischen Richtungen in den letzten Jahren neue Nahrung erhalten. New Age-Richtungen tun so, als hätten sie die Homöopathie erfunden. Esoterik, Magie, Astrologie und andere Vorstellungen und Praktiken werden mit der Homöopathie unsachgemäß verquickt.

Dieses Buch möchte darlegen und begründen, daß die Behauptung eines »okkulten« Hintergrundes der Homöopathie eine sachlich völlig unbegründete Polemik ist. Es möchte dem Leser helfen, zu sehen, was Homöopathie wirklich ist, und sich von unbegründeten scheinreligiösen Ängsten freizumachen. Die Homöopathie wird sachgerecht im Blickwinkel kritisch-wissenschaftlichen Denkens dargestellt, Wege zur weiteren Erforschung werden aufgezeigt.

1 Denken.
Homöopathie vor dem Hintergrund der Geschichte der abendländischen Wissenschaft und Philosophie

1.1 *Voraussetzungen des Denkens. Wissenschaft und ihre Grenzen*

Das Vermögen der Sinne, zu tasten, zu fühlen, zu sehen, zu hören, zu riechen und zu schmecken, läßt sich mit dem Verstand denkend erfassen und ordnen. Wir gewinnen Eindrücke von den Dingen und Geschehnissen um uns herum, die wir durch unseren Geist, unsere Vernunft zu größeren Zusammenhängen ordnen lassen können. Doch diese menschliche Erkenntnis- und Strukturierungsfähigkeit hat Grenzen. Einer der großen Philosophen, die diese Grenzen formulierten, war Immanuel Kant (1724–1804). (Bei ihm heißt die Erkenntnisfähigkeit »reine Vernunft«.) Mit diesen Grenzen ist zugleich die Offenheit gegeben für etwas, was »höher ist als alle Vernunft« (die Bibel, Philipper 4, 7). Zu diesem höheren, menschlicher Wissenschaft nicht zugänglichen Bereich gehört auch die Macht »der Mächtigen und Gewaltigen, die in der Finsternis dieser Welt herrschen«, der »bösen Geister unter dem Himmel« (Epheser 6, 12).
Im Bereich des denkenden, menschlichen Geistes, des nach Erkenntnis strebenden Verstandes, liegt alles, was Menschen Wissenschaft nennen. Die geschichtliche Entwicklung brachte dabei ein Doppeltes hervor: Geisteswis-

senschaft und Naturwissenschaft, gleichgültig, ob wir nun beide getrennt oder als Einheit und einander durchdringend und bedingend sehen. In der Neuzeit dominiert die Naturwissenschaft. Das 17.–20. Jahrhundert sah die Entwicklung neuer methodischer Ansätze zur Erfassung der Natur, um sie besser zu verstehen. Kritisches (scheidendes, unterscheidendes) Denken ließ ein materialistisches Weltbild entstehen. Ob diese »Austreibung der Geister aus der Natur«, wie sie der Philosoph und Mathematiker Descartes (1596–1650) gefordert hatte, tatsächlich geschehen ist und inwiefern sie überhaupt möglich ist, bleibt weiter eine offene Frage. Denn ist Descartes' Grundsubstanz (*res cogitans*), der menschliche Geist, nicht selbst schon ein wesentliches Stück der anderen, außerhalb dieses Geistes liegenden Grundsubstanz (*res externa*)? Und ist das »draußen« liegende Sein, unsere Außenwelt, überhaupt anders als über unseren Geist erkennbar und strukturierbar? Dieser Doppelcharakter unserer Existenz bleibt ein Problem unseres Denkens, nicht nur bei den großen Philosophen. Heute ist die große Zeit des nur materialistischen Denkens auch in der Wissenschaft vorbei.

1.2 *Gesetze des Denkens. Logik. Analogiedenken*

Das Denken folgt eigenen Gesetzen: einerseits der *Logik*, also der Verknüpfung von Ursache und Wirkung mit daraus resultierenden Schlußfolgerungen, andererseits dem *Analogiedenken*, also dem bildhaften, modellhaften Denken, das durch Interpretation (Auslegung, Deutung) zum Verstehen führt. Beides bestimmt die wissenschaftliche Arbeit und ihre Ergebnisse. Allzu leicht wird übersehen, daß auch zu wissenschaftlichem Denken die Phantasie gehört, das spielhafte Umgehen mit der Wirklichkeit. In der Kindheit im Umgang mit Märchen und Legenden zum

Leben erweckt und geübt, reift die Phantasie unter dem Einfluß kritischer Bewußtwerdung, der Logik und des interpretatorischen Verstehens zur schöpferischen Gestaltungskraft, d. h. zu der Befähigung, auf allen geistigen Ebenen neue Ansätze zu finden und weiterzuentwickeln.

Die exakte Beschreibung der durch die sinnliche Wahrnehmung vorgefundenen Tatbestände und Geschehnisse und der darauf aufbauende Versuch, Zusammenhänge und Gesetzmäßigkeiten zu erkennen, ist nur eine der Leistungen des Geistes. Auch noch unbewiesene Annahmen, sogenannte Hypothesen, sind ein Produkt des Verstandes und Denkens. Keine Wissenschaft kommt ohne Hypothesen aus. Sie bedürfen als Leistung reiner Gedankenarbeit der Überprüfung an der Realität.

1.3 Wissenschaftlich erfaßte Erfahrungen (Empirie) *

Menschliche Erkenntnis ist an Erfahrung gebunden. Die Naturwissenschaften haben im 18. und 19. Jahrhundert Methoden zur Beweisführung und Hypothesenüberprüfung entwickelt, die unser physikalisch-biologisches Weltbild völlig neu gestaltet haben. Seit etwa der Mitte des 19. Jahrhunderts orientiert sich der Gesamtbereich der medizinischen Wissenschaft an dieser sogenannten exakten Naturwissenschaft und unterstellt sich weitgehend ihren methodischen Prüfforderungen. Die Methode besteht dabei in erster Linie aus Experimenten, die statistisch-mathematisch ausgewertet zu beweiskräftigen Aussagen führen sollen.
Mit der Psychoanalyse Sigmund Freuds ist das breite Feld der Psychologie, der Wissenschaft von den Erscheinungen und Zuständen des bewußten und unbewußten Seelenlebens, in das medizinische Denken eingeflossen und wird

---
* siehe Fachwörterverzeichnis Seite 120

in neuerer Zeit weitgehend ebenfalls mit mathematisch-statistischer Methodik erforscht.

1.4 Die statistische Erfassung von Erfahrung ist nicht alles

In der seelisch-körperlichen und körperlich-seelischen (beide Richtungen sind wichtig) Einheit des Individuums zeigt sich bald, daß die rein naturwissenschaftlichen Methoden zur Erfassung der menschlichen Wirklichkeit nicht ausreichen. Vielmehr ist es eine unabdingbare wissenschaftstheoretische Forderung, daß überall dort, wo geforscht wird und Aussagen aufgestellt und überprüft werden, die Methode dem behaupteten Sachverhalt adäquat (angemessen) sein muß; dies ist in jedem Fall neu abzuwägen.
In den letzten vier Jahrzehnten hat sich zur Beurteilung medizinischer Behandlungs- und Forschungsergebnisse fast ausschließlich die statistische Erfassung als geradezu dogmatische Forderung durchgesetzt. Dabei handelt es sich darum, möglichst große Vergleichsreihen von Behandlungsergebnissen zur zahlenmäßigen Feststellung der Erfolgsquote einander gegenüberzustellen. Solche Statistiken sollen *prospektiv* (im voraus geplant), *randomisiert* (zufällig zugeordnet) und *doppelblind* sein (d. h. Prüfer und Versuchspersonen wissen nicht, ob es sich z. B. bei einem Arzneiversuch um den Wirkstoff oder um ein Scheinmittel handelt). Erfaßt wird so ein allgemein wirksames Mittel für einen beliebigen »Durchschnitts«menschen mit einem allgemein definierten Krankheitszustand. Alle speziellen, individuellen Gesichtspunkte werden bei dieser Methode als unsystematisch, nicht den vom Forscher für sein Experiment vorgegebenen Bedingungen entsprechend und die statistische Berechnung mithin störend ausgesondert oder fallen als zahlenmäßig bedeutungslos (nicht signifikant) heraus.

Es ist klar, daß überall dort, wo man bei der Heilbehandlung auf die Einzelperson (den konkreten Patienten in seiner unverwechselbaren Eigenart) eingeht, eine solche Prüfmethode wissenschaftstheoretisch inadäquat (unangemessen) ist. Gerade die Homöopathie betrachtet aber in extremem Maße den real existierenden Einzelpatienten; Individualisierung und nicht Ausschaltung des Individuellen ist geradezu ihr Wesen. Zwar lassen sich auch in ihr, etwa zur Feststellung von Hauptwirkungsrichtungen und Dosis-Schwerpunkten, gewisse statistische Aussagen machen; letztlich aber bedeutet die oben beschriebene statistische Methode immer eine Art Zwangsjacke für die Individualbehandlung. Bildlich gesprochen: der Patient wird so lange zurechtgestutzt, gehobelt und verrenkt, bis er in die statistische »Gußform« paßt.

Die Forderung nach Reproduzierbarkeit von Behandlungserfolgen ist vom Grundsätzlichen her freilich gerechtfertigt. Sie kann jedoch mit anderen als der herrschenden statistischen Methode erfüllt werden. Darauf werde ich weiter unten im 3. Kapitel genauer eingehen.

1.5 *Die individuelle Erfahrung des Kranken als Problem der Medizin*

Die Medizin kommt in der Therapie also nicht ohne die beiden großen Sichtweisen der Generalisation und Individualisierung aus. Das Eingehen auf das Allgemeine (Generalisation) ist zum Beispiel typisch in der gesamten Diagnostik und in der Therapie bei Epidemien. Dennoch weiß jeder Arzt auch hier um individuelle Gesichtspunkte. Andererseits dürfen bei der Individualisierung, beim Eingehen auf den erkrankten Einzelnen, die allgemeinen Bedingungen nicht völlig unberücksichtigt bleiben. Der bedeutende Leipziger Kliniker Paul Morawitz sagte 1932 (!)

in seiner Eröffnungsrede geradezu »seherisch« (zitiert bei Bock 1982):

> »Es wird die Zeit kommen und vielleicht schneller, als wir denken, in der es nicht mehr genügen wird, pathologisch-anatomische Diagnosen zu stellen, sondern in der zur Beurteilung des Krankheitsbildes auch die Berücksichtigung der individuellen körperlichen und seelischen Struktur verlangt werden wird. Es wird nicht mehr allein gefragt werden: Was hat dieser Patient für eine Krankheit? – sondern auch: Was ist das für ein Mensch, wie ist er beschaffen?«

Um die Individualisierung geht es in der homöopathischen Therapie!

1.6 Medizin im Weltbild ihrer Zeit

Naturwissenschaftliche Ergebnisse sind immer Interpretationen und damit, wenn das Welt- und Wissenschaftsbild sich erweitert, veränderbar. Dies gilt auch für die Medizin, die eine geradezu multikulturelle Geschichte hinter sich hat, mit vielfältigen, sich gegenseitig beeinflussenden geistigen Hintergründen. Als angewandte Wissenschaft hat sich die Medizin immer nur in der Erfahrung durchgesetzt. Dabei waren die Vorstellungen und Impulse, die zum Einsatz von Arzneimitteln führten, sehr unterschiedlich und geprägt vom weltanschaulichen und religiösen Verständnis der betreffenden Zeitepoche und des gesamten kulturellen Umfeldes. Auch in der Gegenwart gibt es für viele Arzneiwirkungen an Menschen trotz intensivster Forschung noch keine ausreichende Erklärung.

Im 19. Jahrhundert lag das Weltbild der Medizin zwischen

und der Theorie einer »Lebenskraft«. Die innewohnende Kraft als Zielgerichtetheit der Entwicklung, die *Entelechie*, ist ein Grundbegriff der Philosophie bei Aristoteles, dessen sich die moderne Biologie heute erneut bedient. Daß der Begründer der Homöopathie, Samuel Hahnemann, als Naturforscher noch aus der »romantischen« Epoche der Medizin kommend, dieser Lebenskrafttheorie zuneigte, liegt auf der Hand; im Weltbild seiner Zeit konnte er das gar nicht anders.

Heute kann man die Wirkungsweise der Homöopathie anders begründen. Otto Leeser hat in seinem *Lehrbuch der Homöopathie* (1963) die Homöopathie vor dem Hintergrund der wissenschaftlichen Ergebnisse in der Mitte des 20. Jahrhunderts wegweisend für die Zukunft rational dargestellt. Einen ausführlichen Überblick über die geschichtliche Entwicklung, mit Darstellung der Biographie Hahnemanns, gibt im zweiten Teil dieses Buches H. Frick.

1.7 *Hahnemann und die Suche nach einem magischen Simile*

Leider werden in jüngerer Zeit phantastische Gedankengebäude aus zum Teil sehr fragwürdigen weltanschaulichen Vorstellungen in die Homöopathie hineininterpretiert. So meint z. B. Herbert Fritsche in seinem Buch *Hahnemann* (zitiert nach E.H. Schmeer (1994)):

> »Nicht hinter den Erscheinungen wohnt das Heil, sondern aus ihnen selbst ist geistartige Arznei auch für die lebenslängliche Krankheit potenzierbar, die wir Schicksal nennen: an der geschaffenen Wirklichkeit kann so die schaffensmächtige Überwirklichkeit wahrgenommen werden, umweglos, heutig, hiesig – und sie offenbart sich als die Substanz der Liebe, als das Blut aus dem Herzen der Gottheit.«

Der nüchterne Beobachter Samuel Hahnemann hat nie davon gesprochen, daß die von der Arznei erzeugten Erscheinungen am Menschen potenzierbar seien. Mit dem unterschiedlichen Grad der Potenzierung (zu dem Begriff »Potenzierung« s. u. Abschnitt 3) entfaltet sich vielmehr bei der homöopathischen Arzneimittelprüfung das körperlich-seelisch-geistige Erscheinungsbild am Menschen. Aufgrund dieser Symptome wird die Arznei dann therapeutisch eingesetzt. Hahnemanns Begriff »geistartig« bedeutet eben nicht »geistig« oder »vergeistigt« und führt auch nicht zum »Blut aus dem Herzen der Gottheit«.

Die Zahl der Homöopathen, die wie Fritsche ihr Verständnis im magischen Simile zu finden glauben, blieb immer klein. Sie haben der Homöopathie in ihrer wissenschaftlichen Entwicklung geschadet und wurden letztlich mit ihren schwärmerischen Vorstellungen zu religiösen Gegnern der Homöopathie Hahnemanns. Sie trafen im Bereich der wissenschaftlich kritischen Homöopathie auf scharfe Ablehnung. Unsachgerecht wurde »hinein«-interpretiert. Das Ergebnis ist falsch. So erweist sich die Verreligiösung der Homöopathie immer als Verzerrung und damit als schleichende Gegnerschaft. Daß an dieser Stelle viele andere religiöse Gruppen als Gegenspieler auf den Plan gerufen werden, liegt auf der Hand. Die Frage muß aber sein, nehmen sie das richtige Ziel, die Homöopathie Hahnemanns, ins Blickfeld oder den breiten Horizont verzerrter Darstellungen der verschiedensten Gruppierungen.

Solche unzulässige Vermischung der Homöopathie mit metaphysischen Interpretationen erklärt zum Teil die ablehnende Reaktion der großen Koalition aus sich rational Gebärdenden mit teilweise marxistischem weltanschaulichen Hintergrund (Prokop) einerseits und sich fromm überhebenden christlichen Autoren (Koch, Kriese, Pfeifer, Markmann u. a.) andererseits.

2 GLAUBEN.
IST DIE HOMÖOPATHIE UNCHRISTLICH?

2.1 *Aus Glauben denken*

Die große Menschheitsfrage, was »jenseits« der Erfassung durch den Verstand existent und real ist, ist und bleibt unbeantwortbar, solange der Verstand das einzige Erkenntnismittel ist. Die Antwort hat die Menschheit aller Zeiten und aller Kulturen im Glauben gesucht. Dem menschlichen Geist ist nicht nur die Fähigkeit zum Verstehen gegeben, sondern auch die Fähigkeit zum Glauben. Und beidem, dem Verstand wie dem Glauben, kann sich der Mensch teilweise oder auch ganz verschließen, so daß er nicht zur Vernunft bzw. nicht zum Vertrauen findet. Der große französische Mathematiker und Philosoph Blaise Pascal (1623–1662), der zum persönlichen Glauben an Jesus Christus fand, sprach in diesem Zusammenhang von der Vernunft des Herzens, die der Verstand nicht kennt: »Le cœur a sa raison, que la raison ne connait pas ...« Die Bibel spricht hier von den »erleuchteten Augen des Herzens« (Epheser 1, 18).
Dem Christen kommt im Glauben Gott entgegen. Glauben und Glaubenserfahrung führen ihn zu einem neuen Denken. Er findet »nach«-denkend Wahrheiten in neuen Inhalten, im Glaubensgut. Dem Glaubenden öffnet sich der Zugang zur Transzendenz. Er erlebt die Geborgenheit in Gott und erkennt Gottes Heilshandeln. Dem un-

gläubigen Menschen mit seinem einseitigen Verstandes-Denken muß dies freilich irrational vorkommen, als gewissermaßen unseriöses Wechselspiel zwischen Glauben und Denken mit unscharfen Grenzen.
Der einseitige Ausschluß alles angeblich »Irrationalen« (Nichtvernünftigen) aus dem »seriösen« menschlichen Denken kann dazu führen, daß das Übersinnliche in den magischen Bereich abgedrängt wird; es entsteht der Wunsch, mit den übernatürlichen Dingen manipulativ umzugehen. Der Mensch entwickelt die angebliche Fähigkeit, sich durch bestimmte geheimnisvolle Handlungen, Zeichen und Formeln übernatürliche Kräfte dienstbar zu machen und mit diesen irdische Ereignisse zu beeinflussen. Er will über sie verfügen oder liefert sich ihnen aus. Bei schädigendem Einfluß spricht man von »schwarzer Magie«, bei nutzbringendem von »weißer Magie«.
Inwieweit es hier im Einzelfall um psychologisch erklärbare Erscheinungen von Suggestion und Autosuggestion geht oder ob tatsächlich Grenzen in transzendente Bereiche überschritten werden, ist wissenschaftlich nicht klärbar. Daß Menschen sich solchen Grenzüberschreitungen geradezu ausliefern und darin schließlich »gefangen« sind, liegt jedoch auf der Hand. Hilfen bieten sich im geistigen (psychologischen) und geistlichen (theologischen) Bereich an. Die Frage, wieweit eine rationale Grenzüberschreitung von der Psychologie in die Parapsychologie überhaupt möglich ist, bleibt dabei offen. Der wissenschaftlich Forschende ist, wie durchaus auch in anderen Bereichen, hier besonders der Gefahr ausgesetzt, selber die Distanz zu verlieren. So findet man manchmal Menschen, die sich, von vornherein halb zweifelnd, halb glaubend, unter dem Vorwand »wissenschaftlichen« Interesses auf die »Welt der Finsternis« (Zauberei, Magie, Spiritismus und ähnliches) einlassen.

2.2 Wenn Medizin dämonisiert wird

Unter dem Vorwand wissenschaftlichen Interesses werden oft auch Heilmethoden aus anderen Epochen oder Kulturbereichen, die der etablierten modernen wissenschaftlichen Lehrmeinung fremd oder unverständlich erscheinen, in den Bereich des Geheimnisvollen, Okkulten hineingezogen, ohne kritisch-rationale Prüfung. Das geschieht umso leichter, als diese Heilmethoden so gut wie immer ursprünglich religiöse Wurzeln oder ein religiöses Umfeld haben; die strikte Trennung zwischen Religion und Wissenschaft ist eine ausgesprochene Spätentwicklung in der Geschichte der Menschheit.

Der traditionelle afrikanische Medizinmann, der verwurzelt in seiner Kultur Magie und Spiritismus betreibt, aber seinen Patienten auch auf höchst natürliche Weise wirksame Kräuter verordnet, mag das Problem verdeutlichen. Der Europäer, der dem Tun dieses Medizinmannes auf den Grund gehen will, ist nur zu leicht versucht, zusammen mit dem Badewasser des Spiritismus und der Magie auch das Kind der Kräutermedizin auszuschütten. Da werden in einem »heidnischen« Kontext bestimmte Körperübungen, Beeinflussung des Körpers durch seelische Einflußnahme oder auch Heilmittel eingesetzt, die rational-medizinisch betrachtet völlig harmlos sind – und schon werden sie von übereifrigen Köpfen pauschal verworfen, anstatt sie nüchtern zu erforschen. Für sich genommen, vom Kontext der sie umgebenden Kultur oder Religion losgelöst betrachtet, sind solche Heilmethoden meist völlig frei von okkulten Hintergründen. Doch es gibt Köpfe, die diese sachliche Trennung zwischen der Therapie selber und ihrem kulturellen Umfeld nicht fertigbringen. Sie verweigern die objektivierende Erforschung »anderer« Heilmethoden und stoßen sie statt dessen in den Kreis religiöser Denkmuster, Vorstellungswel-

ten und rituellen Handelns hinein, wo man sie im Namen des Kampfes gegen den »Okkultismus« verteufeln kann.
Mit solch einem Denken wird der historische Prozeß, medizinische Methoden und Arzneimittel aus der Geschichte in das Licht wissenschaftlicher Erkenntnis zu rücken, in dämonisierender Art rückgängig gemacht. An die Stelle sachlicher Erforschung tritt der Kitzel des Unheimlichen. Es ist ein Denken, das seine Opfer fordert. Gewisse Seelsorger und religiös eingestellte Psychologen belasten Menschen, ja treiben sie in die (exogene) Depression hinein, daß der erfahrene Arzt sich betroffen fragt, ob dies womöglich absichtlich geschieht, um mit diesen »vom Satan Besessenen« ein Entteufelungsverfahren (Exorzismus) durchführen zu können.
Der Patient wird etwa mit der Frage konfrontiert: »Bin ich depressiv, weil meine Mutter gelegentlich mit homöopathischen Mitteln behandelt wurde?« (In dem praktisch erlebten Fall handelte es sich um einen Patienten, einen promovierten Akademiker, der sich sehr betont zum christlichen Glauben bekannte.) Derartige Gedanken fixieren sich bei psychisch Kranken extrem und erzeugen Rückfälle und unangenehmste Verschlimmerungsphasen. Es bedarf keiner Erwähnung: Eine psychische Wirkung dieser Art ist um so bedrohlicher, je größer das Vertrauen des Patienten in seinen seelsorgerlichen Psychotherapeuten ist und je stärker er selbst an diese Belastung glaubt. In christlichen Kreisen lebt eine ganze Literatur davon, Menschen in das Bewußtsein zu treiben, daß sie dämonisch belastet seien (so z. B. Kriese, Kurt E. Koch; weiteres dazu unten).
Wir können in diesem Buch nicht das Problem »Okkultismus und Scheinokkultismus« in seinem ganzen Umfang darstellen. Es geht den Verfassern darum, die verzerrende Darstellung des Sachgebietes Homöopathie aufzudecken. Der Auftrag wissenschaftlichen Arbeitens ist

die rationale Erforschung von Sachbereichen, von systematischen Denkbezügen und Hypothesen, Verifizierung und Falsifizierung. Dabei ist das Aufsuchen kritischer Wertungen mit einer der Sache adäquaten (angemessenen) Methode unabdingbare Voraussetzung wissenschaftlichen Vorgehens. Die Forschung im medizinischen Bereich unterliegt nur zu leicht der Gefahr, einer Methode Allgemeingültigkeit und den Rang von Absolutheit zuzusprechen. (In Kapitel 3 »Was ist Homöopathie?« wird dieser Gedanke am praktischen Beispiel weiterentwickelt.)

2.3 Der materialistische Angriff: »Der moderne Okkultismus«

Für den radikalen Rationalisten existiert nicht, was mit dem Verstand nicht faßbar ist. Außerhalb dieses Bereiches gibt es nur Dunkelheit, also – dem Wortsinn nach – »Okkultes«. Der vom weltanschaulichen Materialismus geprägte Rechtsmediziner O. Prokop an der ehemaligen Ostberliner Humboldt-Universität hat für die Homöopathie den Begriff »moderner Okkultismus« geprägt (Prokop, Wimmer 1976) – »Okkultismus«, wohlgemerkt, nicht im religiös-dämonischen Sinne, sondern im Sinne von »unwissenschaftlich«, »unsinnig«, »nicht ins moderne Weltbild (der Wissenschaft und des Marxismus) passend«. Prokop ist bis heute einer der erbittertsten Bekämpfer der Homöopathie. Die Homöopathie paßte nicht in Weltbild und Gesundheitssystem der real existierenden DDR; eine auf die individuelle Person des Patienten ausgerichtete Therapie hatte in einer Ideologie, die den Menschen nur als Körnchen in der »Masse« sah, keine Berechtigung.
Mein verehrter Lehrer von der Medizinischen Universitäts-Klinik Leipzig, Prof. Max Bürger, ein international

anerkannter medizinisch-naturwissenschaftlicher Experte auf dem Gebiet der Altersforschung, hatte in seiner Klinik vor der DDR-Zeit sehr beachtenswerte positive Ergebnisse mit Pflanzenmitteln in klinischer Überprüfung festgestellt. Trotzdem wurde später die homöopathische Ärzteschaft kontinuierlich ausgeschaltet. In der vierzigjährigen Geschichte der DDR ist es gelungen, in ihrem Herrschaftsgebiet die Homöopathie völlig zu unterdrücken. Homöopathie zu lehren, war verboten. Für den materialistischen Rechtsmediziner Prokop und den mit ihm kämpfenden Juristen Wimmer war der Fall klar: »Wer nicht auf der Bank der Gerichtssachverständigen sitzen kann, ist eben kein Experte – seine ›Wissenschaft‹ ist für die Welt unbeachtlich. Nur auf diese Weise gelingt es, gemeingefährlichen Aberglauben unschädlich zu machen« (O. Prokop, W. Wimmer 1976).

Gelegentlich wird darauf hingewiesen, das Verdrängen der Homöopathie in der DDR sei die Reaktion auf die Zustimmung, die sie in der Nazizeit gefunden hat. Das Schuldkonto der gesamten Ärztegemeinschaft in dieser Zeit ist sehr groß und historisch dokumentiert. Die positive Auswirkung der Naziideologie auf die Förderung der Homöopathie wird allerdings allgemein zu hoch bewertet. Der Einfluß, und hier geht es um die geistige Darstellung und Entwicklung der Homöopathie, wird in dieser Zeit und darüber hinaus bestimmt von Otto Leeser. Er ist Jude, Frau und Tochter sind Christen. Von einem homöopathischen Kollegen wurde er mit seiner Familie unter Lebensgefahr versteckt gehalten, um die Emigration nach England zu ermöglichen.

Es gehört zu den großen ideologischen Kuriositäten unserer Zeit, daß acht Jahre nach dem Zusammenbruch der DDR ein Autor wie Prokop immer noch eine starke Gefolgschaft hat, und das ausgerechnet unter gewissen christlichen, meist aus pietistischen Richtungen kom-

menden Autoren. Ist es seine Betonung der »Wissenschaftlichkeit«, ist es sein so gut passender Gebrauch des Wortes »Okkultismus« (auch wenn er darunter etwas anderes versteht)? Tatsache ist: Wo kirchliche Gemeinschaften und Kreise vor den »Gefahren« der Homöopathie gewarnt werden sollen, wird zur wissenschaftlichen Untermauerung mit schöner Regelmäßigkeit der Materialist Prokop als Gewährsmann herangezogen.
So behauptet der Mediziner Pfeifer (1980, S. 82, unter Verweis auf Kurt E. Koch 1984), daß die Homöopathen, wenn sie sich kontrollierten Tests stellen müssen, versagen, »oder sie geben den übernatürlichen Charakter ihrer Methode zu, indem sie darauf hinweisen, daß man die homöopathische Heilwirkung nicht mit wissenschaftlichen Methoden erfassen könne. Zu diesem Fragenkomplex ist ein Buch von O. und L. Prokop mit dem Titel ›Homöopathie und Wissenschaft‹ erschienen. ...« Und S. 76 schreibt Pfeifer: »Wer jedoch eine gute Übersicht sucht, wird sie in Prokops Buch ›Medizinischer Okkultismus‹ finden.«
Der Mediziner König schreibt (1987, S. 169), daß »die geistige Herkunft der magisch geprägten Homöopathie« sie »als Philosophie, wenn nicht gar als Pseudoreligion« charakterisiere, »durch wechselseitige Beeinflussung und Weiterentwicklung der Homöopathie durch esoterische und magische Weltanschauungen«, und fährt fort: »Dazu schreibt der bekannte Rechtsmediziner Otto Prokop: ›... Die Haupthilfe liefern dabei die Theosophen und die Anthroposophen, die ja ebenso wie die Homöopathen auf geheimnisvolle Kräfte meist kosmischer Natur spekulieren, ja sogar aus ihren Thesen die Wirksamkeit der homöopathischen Arzneimittel herleiten, wobei sie reichlich buddhistisches Gedankengut mit christlichen Vorstellungen und falsch verstandenen physikalischen und neu entdeckten Kräften vermengen ...‹ (O. Prokop, Medizinischer Okkultismus).«

Auf diese Weise ist in den letzten Jahrzehnten eine ganz eigenartige Ehe zwischen Materialisten und frommen Pietisten entstanden. Von Christen dämonisiert, von Juristen kriminalisiert, wird die Homöopathie vor das moderne Inquisitionstribunal zitiert. Es ist betrüblich, wie hier Autoren, die strikt biblisch sein wollen, auf eine gänzlich rationalistisch-materialistische Argumentation hereinfallen und sich damit letztlich vor den Karren des Angriffs gegen den christlichen Glauben spannen lassen.

2.4 Der religiöse Angriff: Was alles vom Teufel sein soll

Greift der Materialismus die Homöopathie an, weil sie in seinem schmalspurigen Verständnis von Realität und Wissenschaftlichkeit keinen Platz hat, so operieren die Angriffe aus christlichen Kreisen mit dem Argument, Homöopathie und andere Heilweisen seien »dämonisch« inspiriert, in dunkle Bindungen hineinführend, eben vom Teufel. Im folgenden möchte ich einige Beispiele aus der einschlägigen Literatur diskutieren; die Liste ist nicht vollständig, immer wieder erscheinen neue, gewöhnlich wenig niveauhaltige Kampfschriften gegen die Homöopathie.
1986 wurde noch einmal, in 13. Auflage, die Schrift *Im Banne des Teufels* des Erweckungspredigers und bekannten Evangelisten der Gemeinschaftsbewegung Ernst Modersohn (1870–1948) aus dem Jahre 1924 aufgelegt. Diese Schrift Modersohns setzt sich mit dem Okkultismus und Aberglauben ohne jegliche Berücksichtigung der humanwissenschaftlichen Erkenntnisse auseinander (Ruppert 1990). Modernes psychologisches und medizinisches Wissen wird nicht einbezogen. Medizinische Theorien, die allgemeinwissenschaftlich als nicht oder noch nicht anerkannt gelten, werden in die Nähe des Okkultismus gerückt. Das betrifft in hohem Maße auch die Homöopathie.

Ein modernerer Homöopathiegegner, Otto Markmann, läßt in seiner Schrift *Die okkulte Heilweise der Homöopathie und der Biochemie* (1980) den Heilpraktiker Neumann berichten, wie dieser mit spiritistischen Kreisen in Berührung kam und gleichzeitig die Homöopathie kennenlernte, mit der er dann jahrzehntelang eine Heilpraxis betrieb. In dieser ganzen Zeit sei ihm der »okkulte, spiritistische Hintergrund der Homöopathie« nicht bewußt geworden; erst Markmann habe ihn darüber aufgeklärt. Markmann erwartet von seinen Lesern eine Frömmigkeit, die sich mit bedenkenloser Wissenschaftsgläubigkeit koppelt. So erläutert er seiner Leserschaft des *Lutherischen Gemeinschaftsdienstes*, daß Wirkungen von Wirkstoff-Verdünnungen, die jenseits der sogenannten Loschmidt'schen Zahl liegen, also in dem Bereich, wo sich rechnerisch kein Molekül des Wirkstoffs mehr nachweisen läßt, nicht möglich und damit okkult und dämonisch belastet seien. (Der christusgläubige Mathematiker und Naturwissenschaftler Prof. Hans Rohrbach [1975] hat vor homöopathischen Ärzten die Wirkung von Materie auch in diesen Verdünnungsstufen deutlich gemacht.)
Daß sich ein geistig reger Mensch mit den Ideen und Überzeugungen der ihn umgebenden Kultur beschäftigt, ist für Hahnemann selbstverständlich. So hat er sich auch mit dem Magnetismus im Sinne seines Zeitgenossen Mesmer beschäftigt. Koch behauptet (1984), Hahnemann bejahe in seiner »Heillehre« die magnetischen Kräfte wie sie Mesmer verstanden habe. Das erkläre die »nähere Begründung dieser Theorie, und die weiteren Zusammenhänge zeigen, daß die Homöopathie tief in Magie und Okkultismus verwurzelt ist«.
Hahnemann hat den Mesmerismus als Erklärung für die homöopathische Arzneiwirkung völlig abgelehnt. – In jüngster Zeit wird die wisenschaftliche Medizin erneut vom Umgang mit dem Magnetismus herausgefordert,

nicht nur in diagnostisch bildgebenden Verfahren (Magnet-Resonanz-Tomographie) sondern auch mit Ausblick auf therapeutische Anwendungen.
Wenn in gläubigen Kreisen weltliche Sachverhalte beurteilt werden, wird häufig nach der »Glaubensqualität« des geistigen Urhebers gefragt. So können etwa die Relativitätslehre oder ein geniales Musikschaffen nicht bestehen, weil Albert Einstein und W.A. Mozart einer Freimaurerloge angehörten. Mit der gleichen Logik wird die Homöopathie Samuel Hahnemanns verteufelt, der auch Mitglied einer Loge war.
Auch manche christlichen Psychotherapeuten betrachten die Homöopathie als okkulte Praktik; so z. B. der Diplompsychologe Roland Antholzer, Mitbegründer und Vorsitzender der GIBB (Gemeindeorientierte Initiative für biblische Beratung) in seinem »Fachseminar für biblische Seelsorge und Psychotherapie«. Homöopathie steht hier in einer Rubrik mit »Besprechen«, »Astrologie« usw. ... Von akademisch ausgebildeten Psychologen als psychisch Kranker betrachtet zu werden, weil man sich einem homöopathischen Arzt anvertraut hat – dies gewinnt geradezu eine kriminelle Dimension.
Es ist ein trauriges Kapitel, wie in christlichen Kreisen die Homöopathie dämonisiert wird. So stellt der »bekannte Radio-Evangelist« Richard Kriese den jungen Arzt Samuel Pfeifer (1980) heraus. Auf dem Einband von Pfeifers Buch »Gesundheit um jeden Preis?« kommentiert er, mit »journalistischer Treffsicherheit« habe Pfeifer »übersichtliche Schneisen in den Dschungel paramedizinischer Praktiken« geschlagen. (Tatsächlich wird in diesem Buch die Homöopathie massiv diffamiert.) In der Wochenschrift des Bundes der Evangelisch-Freikirchlichen Gemeinden *Die Gemeinde* 22/91 warnt R. Kriese (1991) unter der Überschrift »Okkultismus im Angriff« vor den Grauzonen, vor einer »gut getarnten Invasion«. Dabei wirft er in einen Topf: Bio-

rhythmik, Wünschelruten, Pendel, Pentagramm, Karate, Akupunktur, Akupressur, Esoterik, Kräutermedizin von Maria Treben, Homöopathie, C. G. Jung, Rockmusik, Spiritismus und Tonbandstimmen aus dem Jenseits. Dies alles gehöre zur okkulten Grauzone, markiere »Grenzpunkte«, an denen »das okkulte Gefälle ... unaufhaltsam beginnt und in die psychische Katastrophe reißt«.
Krieses unter dem gleichen Titel *Okkultismus im Angriff* (4. Aufl. 1988) erschienene Buch wird bezüglich der dort als »dämonistisch« bzw. »semiokkultistisch« bezeichneten Praktiken von H. J. Ruppert (1990) dahingehend bewertet, daß hier »Erkenntnisse der Psychologie offenbar nur diskutiert werden, um an ihnen den Einbruch dämonischer Mächte sogar in die kirchliche Seelsorge aufzuzeigen«. »Wer sich mit wissenschaftlichen Fragestellungen solcher Sachverhalte beschäftigt, muß wissen«, so Kriese selber, »daß er in das Gebiet der Magie und des Spiritismus hineinstolpert und dort zur Strecke gebracht wird«. Woraus Ruppert mit Recht schließt: »Folglich dürfte das Buch gar nicht geschrieben werden«. Was für die Psychologie und die übrigen »okkulten« und »paraokkulten« Bereiche gilt, trifft natürlich auch die Homöopathie. Wegen schon eingetretener Reaktionen aus dem Kreis der freikirchlichen Gemeinden hat R. Kriese es, anders als in dem erwähnten Zeitschriftartikel, in seinem Buch vermieden, speziell die Homöopathie zu erwähnen.
In der Mitarbeiterzeitschrift *Blickpunkt Gemeinde* schreibt der Arzt für Allgemeinmedizin und Chirotherapie, Dr. med. J. Kormannshaus (1992), zu der Frage, wie homöopathische Arzneimittel zu beurteilen seien: »Beeinträchtigungen in unseren Gottesbeziehungen sind da zu befürchten, wo eine innere Bindung an die Homöopathie im Sinne von Hahnemanns Prinzipien der immateriellen, also geistigen Kräfte erfolgt ... Hier habe ich den Eindruck, daß dann die heilende Kraft Gottes, die

unser Leben berühren möchte, zu kurz kommt und die ganze Hoffnung nicht auf Gott, sondern auf dieses Heilverfahren gesetzt wird.« Kormannshaus räumt ein, daß dieser Konflikt im Patienten auch bei anderen Therapieverfahren eintreten könne. Warum also besonders bei der Homöopathie? Kormannshaus: »Mitunter habe ich den Eindruck, daß gerade der besondere Anspruch der Homöopathie als alternatives Heilverfahren in einer Konkurrenz steht zu einem lebendigen Vertrauen in die heilende Kraft unseres Herrn Jesus Christus und somit unseren Glauben schwächt.«

Warum der Chirotherapeut nicht in eigener Sache ähnliche Bedenken hat, verrät er nicht. Seine Methode sei neuerdings »wissenschaftlich« akzeptiert – also Wissenschaftsgläubigkeit contra Gottesglauben ...

Kormannshaus weiter: »Die naturphilosophisch esoterischen Ansätze der Homöopathie ... geben mir jedoch keine Freiheit, diese Methode zu empfehlen.« Als weiterführende Literatur »insbesondere über mögliche okkulte Einwirkungen in Verbindung mit Homöopathie« empfiehlt auch er das Buch von S. Pfeifer (1980), das unter den Diffamierungen der Homöopathie in den letzten zwanzig Jahren so etwas wie eine Schlüsselrolle einnimmt und dem wir uns jetzt zuwenden.

Pfeifer setzt sich zum Ziel, die Grauzone zwischen einer annehmbaren, seriösen Medizin und okkulten Machenschaften zu sichten. Maßstäbe dazu sieht er im wissenschaftlichen Denken und in christlichen Glaubensvorstellungen. Dabei unterliegt er schon bei seinen Voraussetzungen eklatanten Fehlurteilen, denn es gibt keine wissenschaftlichen Sachverhalte, deren Interpretationen nicht geschichtliche Voraussetzungen hätten. Es ist wissenschaftstheoretisch unsachlich und unhaltbar, wissenschaftliche Beobachtungen einfach nach den jeweiligen zeitbedingten Vorstellungen zu bewerten. Doch

Pfeifer bewertet alle von ihm aufgeführten und als »paramedizinische Praktiken« bezeichneten Prinzipien aus der Erfahrungsheilkunde auf diese Art. Dabei berücksichtigt er nicht, daß auch die heutige Schulmedizin aus geschichtlichen Überlieferungen lebt. Auch hier ist häufig die Wahrheit von gestern der Irrtum von heute und umgekehrt; naturwissenschaftliche Erkenntnisse werden oft mit Hilfe theoretischer Modellvorstellungen gefunden, die sich im nachhinein als falsch erweisen.

Mit seiner Begründung nicht haltbarer Modelle und Vorstellungen verwirft Pfeifer ausschließlich die außerschulischen Methoden, das heißt er setzt den derzeitigen Stand der Wissenschaft (genauer: die derzeitige Mehrheitsmeinung in der Wissenschaft) unkritisch als absolut. Damit entlarven sich seine Maßstäbe als blinder Wissenschaftsglaube. Als Literaturquellen bringt er im Falle der Homöopathie zu über 80 % polemisch-gegnerische Schriften. Nicht ein Werk der wissenschaftlich-kritischen Homöopathie führt er an. Er erwähnt nicht die vorhandenen wissenschaftlichen Überprüfungen homöopathischer Mittel, die vorurteilsfrei mit adäquaten Methoden durchgeführt wurden (vgl. Righetti 1988, der die bisher vorliegenden Forschungen über Wirkung und Wirksamkeit der Homöopathie zusammenfaßt und ihre Methoden und Ergebnisse kommentiert). Er verschweigt, daß S. Hahnemann zu den Universitätsmedizinern seiner Zeit gehörte (er war Dozent an der Universität Leipzig), die die Medizin aus ihrer romantischen Phase in die naturwissenschaftlich-experimentelle geführt haben (Arzneimittelversuche an gesunden Probanden). Er verschweigt weiter, daß es eine wissenschaftlich ausgebildete Ärzteschaft gibt, die die Homöopathie kritisch-wissenschaftlich weiterentwickelt. Er spricht nicht darüber, daß in Deutschland von seiten der Ärztekammern eine Weiterbildung vermittelt wird, die es amtlich erlaubt, in der Berufsbezeichnung den

Zusatz »Homöopathie« zu führen. Nicht erwähnt wird weiterhin, daß es ein vom Deutschen Bundesrat verabschiedetes amtliches Homöopathisches Arzneimittelbuch (HAB) gibt (erstmals 1978, Nachträge 1981–85). Durchaus sachgemäß kritisiert Pfeifer zwar die unangenehmen Folgen der modernen technisierten Medizin, schiebt diese jedoch hinter vorgehaltener Hand (in Kleindruck) wieder ab.

Vollends unwissenschaftlich wird Pfeifer, wenn er versucht, Vertreter verschiedener Heilprinzipien zu disqualifizieren, indem er sie beschuldigt, dämonischen Einflüssen zu unterliegen. Dabei unterscheidet er nicht, wie es im Neuen Testament differenziert geschieht, zwischen Aberglauben und Philosophie. Für alle erwähnten Heilmethoden findet er Zusammenhänge zu fernöstlichen Philosophien, und wo er sie nicht findet, unterstellt er sie. So bringt er in seinem neueren Buch »An Leib und Seele heil werden« (mit Bittner, 1996) unter dem Oberbegriff der »kosmischen Energie«: »Lebenskraft, Bioenergie, Ch'i, Prana oder ganz einfach Gott«. (Es wirkt schon eigenartig, wenn sein theologischer Mitautor Bittner in seinem Beitrag dagegen den Begriff »Lebenskraft« als christlich-biblisch fundiert entwickelt.) Pfeifer behauptet in eigentümlich verallgemeinernder Weise eine Verbindung östlicher Kulturen und ihrer Denkgrundlagen mit dem Okkultismus. Dabei handelt es sich bei ihm offensichtlich um einen Mangel an geistes- und kulturgeschichtlichem Wissen. Geradezu grotesk wirkt es, wenn er auch noch Goethe, Kant, Einstein und Hitler in sein Okkultismusgebäude einbaut.

Völlig unsachlich ist es auch, wissenschaftliche Erkenntnisse, Hypothesen und geistige Leistungen mit dem Hinweis auf die gesellschaftlich-weltanschaulichen Bindungen der Autoren entwerten zu wollen; so auch im Falle von S. Hahnemann. Bei den berechtigten wissenschaftstheoretischen Kriterien – dem Placeboproblem und dem Arzt-Patienten-Verhältnis – übersieht Pfeifer, daß diese für die gesamte medizinische Therapie und nicht nur für die sogenannten Außenseitermethoden Geltung haben. Ähnliches gilt für die (von Pfeifer im Prinzip durchaus richtig dargestellte) Beziehung des christlichen Glaubens zur Medizin; Antibiotika sind ja keineswegs »christlicher« als homöopathische Mittel.

Pfeifer glaubt unkritisch an das »Bewiesene« in der Medizin. Was (noch) nicht bewiesen ist, hält er für unbeweisbar, und was unbeweisbar ist, ist für ihn Okkultismus und Dämonie. Methoden und Therapieformen, die er nicht ausreichend kennt und verstanden hat, stellt er in die heidnische, okkulte Ecke, obwohl sie wissenschaftlich (rational) denkmöglich und zum Teil in ihrer Effektivität durchaus bewiesen sind. Mit seinen Pauschalverdächtigungen folgt Pfeifer der Logik der Inquisition aller Zeiten. Das im Vorwort gegebene Versprechen, eine »Grauzone« zu sichten (was ja wohl undifferenzierte Pauschalbehauptungen verbieten sollte), wird nicht eingehalten, eine differenzierte Darstellung und sachgemäße Beurteilung der verschiedenen Bereiche unterbleibt. Pfeifer verteufelt bestimmte Heilmethoden und, viel schlimmer noch, die Menschen, die damit arbeiten. Selbst der Titel »Dr. med.« biete dem Patienten heute keine Sicherheit mehr, daß keine Außenseitertherapien mit okkultem Hintergrund in ihrer »neutralen, wissenschaftlichen Form« angewendet würden. Pfeifer weiter: »Speziell warnen möchte ich vor Mitteln, die über die Potenz D 6 hinausgehen, gibt es doch über diese Grenze außer über Placeboeffekt nur noch okkulte Erklärungen für deren Wirkung. Ich persönlich könnte nach all dem, was ich in diesem Kapitel zusammengetragen habe, keinem Patienten homöopathische Mittel verschreiben.«

Pfeifer vergleicht homöopathische Mittel mit dem Götzenopferfleisch von 1. Korinther 10, 14-33 und erläßt einen warnenden Gewissensappell an den potentiellen Patienten. Der Arzt, der homöopathische Mittel verordnet, wird hier als Götzendiener abgestempelt, der nicht nur selber okkult belastet ist, sondern die Dämonie sogar weiterverbreitet. Unzählige Ärzte, die Christen nicht nur dem Namen nach sind und die zum Teil im Universitätsbereich wissenschaftlich anerkannte homöopathische Forschungsarbeit betrieben haben oder in leitender Tätigkeit in Ärzteverbänden weltanschauliche Einflüsse stets entschieden abgelehnt haben, werden auf diese Weise diffamiert.

Gesundheit um jeden Preis? ist keine sachliche Auseinandersetzung, sondern ein trauriger Fall religiös verbrämten Fanatismus, der durch die Empfehlung des »erfahrenen Rundfunkseelsorgers« R. Kriese noch in seiner Verbreitung gefördert wurde.

Wie sehr auch bei anderen christlichen Autoren Denken und Glauben in der Bewertung von Sachfragen durcheinandergewürfelt werden, zeigt in grotesker Weise Herwig Kunze. Er kommt zu folgendem Ergebnis: »Wie traurig muß unser Herr sein, wenn seine Kinder Gefallen finden an den Blendwerken seines Widersachers. Wie traurig muß er sein, wenn wir um unserer leiblichen Gesundheit willen Wege beschreiten, die ihm nicht gefallen und auf denen uns letztlich auch der Weg getrübt wird, Reines von Unreinem und Heiliges von Unheiligem zu unterscheiden.« »Heiliges« steht hier, wohlgemerkt, für die »wissenschaftliche« Medizin und »Unheiliges« für die Homöopathie. Diese »Heiligsprechung« der Schulmedizin zeigt, wie Kunze einem Wissenschaftsglauben das Wort redet, der gerade nicht dem biblischen Geist entspricht.

Kurt E. Koch, der 1957 in der Erstauflage seiner Schrift »Okkultes ABC« die Homöopathie noch gar nicht er-

wähnte, schlachtet später in eigener Art, mit persönlichen Glaubenszeugnissen gespickt, das Thema Homöopathie aus. Da berichtet ein Zeuge: »Durch den Dienst des befreundeten Ehepaares wurde meiner Frau und mir klar, daß die Homöopathie... ins Reich des Teufels gehörten.« Man zitiert sich wechselseitig. So bezieht sich Koch (1982) auf O. Markmann (1980). Den Verfassern dieser Schriften, die immer wieder die gleichen Argumente hervorholen, mangelt es an Sachwissen, vor allem im Hinblick auf die Homöopathie. Sie sind nicht in der Lage, ihren Lesern die Zeitbedingtheit bestimmter Darstellungen und deren Verständnis zu erläutern, und beziehen ihre Informationen von vornherein aus zweiter Hand. Die theologisch verbrämten Ausführungen leisten – das wird bei O. Markmann besonders deutlich – nicht die geringste geistliche und biblische Hilfe, wie tatsächlich okkulte Phänomene erkannt und abgewendet werden können.
Manfred Heide (1992), Chefarzt einer Kurklinik und selbst »Arzt für Naturheilverfahren«, bemüht sich, ähnlich wie Kormannshaus, sich von der Homöopathie zu distanzieren. Er mischt materialistische Ideologie, die er – wieder einmal – mit Darstellungen des Ostberliners Otto Prokop belegt, mit den Äußerungen christlicher Autoren und kommt zu dem Ergebnis: »Die Homöopathie ist also wissenschaftlich als zweifelhaft anzusehen, ihre Wurzeln liegen außerdem im Okkulten, in den magischen Vorstellungen des 18. Jahrhunderts.« »Allerdings«, so zitiert er Pfeifer (1980), »enthält nicht jede Flasche eines homöopathischen Medikaments einen Dämon, der dann ausgetrieben werden muß.« Doch er schreibt weiter: »Lassen wir uns nicht... von eventuellen Erfolgen blenden! Greifen wir nicht zu verbotenen Mitteln... Bedenken wir, daß unser Leib heilig und ein Tempel des Heiligen Geistes sein soll...«
Und dann gerät er vollends in die theologische Schieflage: »Gott ist unser Arzt.« Ist das ein Argument gegen die

Homöopathie? Für den gläubigen Christen ist Gott doch wohl immer »unser Arzt« – unabhängig von der Einschätzung der aktuellen menschlichen medizinischen Versorgung. Heide schließt mit dem theologisch vernichtenden Urteil: »Wir haben es heute mit einer Verführungswelle schlimmsten Ausmaßes zu tun.«

Der Mediziner Reinhard König (1987) bemüht sich um eine »wissenschaftliche« Darstellung der Homöopathie im Sinne von I. Oepen (1979), die ihrerseits auf O. Prokop zurückgreift. Oepen und Prokop sind beide Rechtsmediziner und erbitterte Homöopathiegegner und haben zeitweise zusammengearbeitet. König bewegt sich in der Argumentation (Graul 1982, Prokop 1987, Oepen 1979 u. a.) des »anerkannten« methodologischen Vorgehens und der angeblichen »Nichterfüllbarkeit« der wissenschaftlichen Erfordernisse durch die Homöopathie. (Auf diese grundsätzliche Fragestellung wird unten in Kapitel 3 noch ausführlich eingegangen werden.)

Einerseits sagt König mit Recht, daß Heilverfahren nicht bereits dann als okkult anzusehen seien, wenn sie »geheimwissenschaftlichen Denktraditionen« entstammen. Ansonsten müsse das für den Christen konsequenterweise den vollständigen Rückzug aus der Geistesgeschichte und ihren historisch gewachsenen Strukturen bedeuten. Das gilt für die gesamte Medizin. Interessant ist auch, daß König Prokop von vornherein zugesteht, den Begriff »Okkultismus« nur im wörtlichen Sinne von *occultus* = »verborgen« zu verwenden. (Die Wortwahl Prokops bei der Titelgebung seiner Schrift *Der moderne Okkultismus* läßt indessen einen umfassenderen Hintersinn vermuten. Im übrigen ist für einen Ostberliner Rechtsgelehrten wahrscheinlich auch der christliche Glaube »okkult«.)

Doch dann kommt alsbald der übliche Pauschalangriff. König differenziert die einzelnen ihm verdächtig erscheinenden Heilverfahren nicht, sondern wirft sie, wie so viele

andere Autoren auch, in einen Topf. Er sieht keinen »prinzipiellen Unterschied«: »Es kann festgehalten werden, daß die Lehre der Homöopathie, unter Berücksichtigung ihrer vielfältigen Verflechtungen und Beziehungen zu geistigen, ja magischen und esoterischen Traditionen, tatsächlich eher eine Ideologie als eine Wissenschaft ist.« Dann schränkt er ein: »Wesentlich schwieriger« (im Vergleich zu den anderen dargestellten Heilverfahren) »gestaltet sich die Einschätzung der Bedeutung magisch-esoterischer Elemente bei der Homöopathie. Wie bereits erwähnt, kann man die Homöopathie, zumindest theoretisch, als reine Placebotherapie ohne jeden magischen oder weltanschaulichen Hintergrund anwenden. Unter der Voraussetzung einer Placebowirkung bedient sich auch die naturwissenschaftliche Medizin der Homöopathie.« Der Vorwurf der bewußten Täuschung, der Scharlatanerie ist im letzten Satz unverhohlen. Und weiter: »Ein wichtiges Problem bei der Wertung der Homöopathie ist aber, daß das Modell einer Placebowirkung von den meisten Homöopathen immer wieder abgelehnt wird. Die Postulierung von ›Kräften‹ und ›Schwingungen‹ im Sinne Hahnemanns und anderer Homöopathen führt dazu, daß auch dieses Heilverfahren häufig tief in magisches und esoterisches Denken verstrickt ist: Die vielfältigen geistigen und praktischen Verbindungen etwa zur Anthroposophie, Christlichen Wissenschaft, Irisdiagnose und Radiaesthesie zeigen dies mit aller Deutlichkeit.«
König räumt dann scheinbar großzügig ein, »daß ein Praktizieren von Radiaesthesie, Irisdiagnostik, Homöopathie und den anderen Verfahren ohne den Willen zur Magie/Mantik im weitesten Sinne nicht per se eine ›dunkle‹ Belastung mit sich bringt«. Doch fast im gleichen Atemzug belastet er erneut: »Andererseits ist wegen der bestehenden engen geistigen und apparativen Verbindungen zu Praktiken, die in der Bibel völlig abgelehnt

werden (Spiritismus, Wahrsagerei usw.), und der Gefährdung durch eine ›Wegbereiterfunktion‹ dieser Verfahren für andere magische Denkweisen zumindest allergrößte Vorsicht angebracht.«

Kurz: Königs Aufruf zur »sachlichen Diskussion« ist widersprüchlich und inkonsequent. Weder wissenschaftlich-rational noch geistlich im Sinne des christlichen Glaubens erfüllt er in diesem Buch seine eigene Forderung.

Dies sind nur einige Beispiele für die Argumentationsweise christlich verpackter Diffamierungen der Homöopathie. Die Palette reicht von der unverblümten Dämonisierung von Therapien und Medikamenten bis hin zu dem vielsagenden Hinweis, diese Behandlung nicht empfehlen zu können; sie könne ja, wenn auch das Tablettchen an sich harmlos sei, dennoch dämonisch belastend wirken, vor allem dann, wenn man sich vertrauensvoll auch auf bestimmte Gedankengänge einließe; Analogien zum Okkultismus, Spiritismus etc. lägen dann auf der Hand und nähmen den Menschen gefangen.

Wer bereits derart »okkult belastet« ist (sprich: zu einem Homöopathen gegangen ist), dem wird die heilige Absage an die bösen Tabletten und Tropfen verordnet. Und dem homöopathischen Therapeuten, der in die Rolle des heidnischen Magiers gedrängt wird, droht die Bank des Angeklagten vor dem modernen Inquisitionsgericht. Dessen Richtern ist der Stand »wissenschaftlicher Erkenntnis« heilig. Begrenztheit menschlichen Denkens oder gar Irrtum ist ausgeschlossen. Was außerhalb des Rahmens herrschender Mehrheitsmeinungen liegt, ist automatisch okkult und letztlich dämonisch.

Aber was ist Homöopathie denn aus der Sicht des forschenden, menschlichen Geistes, der uns mit der Schöpfung gegeben ist und dessen wir uns in christlicher Verantwortung bedienen können und sollen? Darauf sucht das folgende Kapitel eine sachgerechte Antwort zu geben.

3 Was ist Homöopathie?

3.1 Die Homöopathie in der Medizingeschichte

Schon der griechische Arzt Hippokrates (460–377 v. Chr.; vgl. Schadewaldt 1972, Tischner 1939) hat neben dem Behandlungskonzept, bei Krankheitsschäden Gegenmittel einzusetzen, auch die Regel formuliert, Ähnliches könne durch Ähnliches der Heilung zugeführt werden. Hippokrates gilt als der Begründer der wissenschaftlichen Heilkunde; allgemein bekannt ist seine hochstehende Ethik. Paracelsus (1493–1541), der bahnbrechende Arzt und Naturforscher der beginnenden Neuzeit, sah ebenso die Ähnlichkeitsregel als mögliches Behandlungsprinzip. Sie wurde durch ihn im Abendland geradezu Gemeingut medizinisch-therapeutischen Denkens. Dem Arzt und Apotheker Samuel Hahnemann (1755–1843) kommt das Verdienst zu, das Ähnlichkeitsprinzip durch seine Fähigkeit zur scharfen Beobachtung und eindeutigen Beschreibung gezielt nutzbar gemacht und als Regel des Heilens systematisch entwickelt zu haben. Er erkannte in dieser Regel ein »Naturgesetz«.

Ähnlichkeitsbeziehungen sind in der Tat in der gesamten Natur beobachtbar und spielen zum Beispiel auch in der modernen Chaosforschung eine Rolle. Wissenschaftliches Erkennen gründet stärker auf der Zuordnung von Analogiedenken und linear Kausalität als allgemein bewußt wird (vgl. auch oben Abschnitt 1.2).

Bei der Übersetzung einer englischen Arzneimittellehre traf Hahnemann auf Unklarheiten bei der Beschreibung von Wirkungen der Rinde des Chinabaumes (1790). Er machte einen Selbstversuch, nahm eine Dosis dieses Medikaments und stellte an sich selbst die Symptome fest, die man bei Wechselfieber kannte. Nach Absetzen des Mittels verschwanden die Symptome. Hahnemann prüfte weitere Arzneien, u. a. auch die Tollkirsche (Belladonna). Immer wieder stellte er fest, daß die Arzneimittel beim Gesunden Erscheinungen erzeugten, welche beim Kranken mit ähnlichen Symptomen Heilungen bewirkten.

Eine großangelegte Zusammenstellung von Arzneimitteln entstand; für jedes Mittel notierte Hahnemann die Symptome. Seine Schüler arbeiten bis zur Gegenwart in dieser Weise weiter an der *materia medica*. Aufgrund seiner Erfahrungen formulierte Hahnemann 1796 das erkannte Ähnlichkeitsgesetz zur medizinisch-praktischen Ähnlichkeitsregel: »Ähnliches soll durch Ähnliches geheilt werden« (*similia similibus curentur*, vgl. Tischner 1939).

3.2 Die homöopathische Arznei und ihre wissenschaftliche Definition

Hahnemann prüfte zunächst Arzneistoffe der ärztlichen Tradition. Aus Pflanzen, Tieren und Mineralien, selbst aus Krankheitsprodukten und Ausscheidungen wurde der Arzneischatz laufend erweitert. Deutlich zeigte sich bei der Krankenbehandlung, daß die Arzneimittelwahl präzisiert werden mußte, um erfolgreicher zu sein. Das geschah durch Bevorzugung der besonders auffallenden Symptome. Auch die Beobachtung von Symptomwandlungen, Besserungen und Verschlimmerungen in Abhängigkeit von besonderen Bedingungen (Zeitabläufe, Temperatureinwirkungen, Witterung, Lagewechsel des Körpers etc.)

erwies sich als äußerst wertvoll. Die Erfahrungen vieler Ärztegenerationen bestätigten Hahnemanns Beobachtungen und Folgerungen.

Die unterschiedliche Bewertung einzelner Symptome nach solchen Gesichtspunkten hat in der Praxis eine hochrangige Bedeutung. Es kann eine geringe Anzahl von Symptomen oder auch gelegentlich nur ein einzelnes Symptom aus der Fülle von allgemeineren Symptomen den Ausschlag für die Wahl des erforderlichen homöopathischen Arzneimittels geben.

Die besonders auffallenden Symptome – Hahnemann nannte sie »eigenheitliche« Symptome – bestimmen das persönliche (individuelle) Gesicht der Erkrankung und zugleich die individuelle, auf die Person bezogene homöopathische Behandlung. Das »auffallende, besondere Symptom« bei der Suche nach dem geeigneten Arzneimittel ist nicht gleichbedeutend mit dem »pathognomischen Symptom«, das in der medizinischen Diagnostik, wenn es auftaucht, die klinische Diagnose sichert oder auf sie hinweist, immer aber mit ihr verbunden ist. Das besonders auffallende Symptom in der homöopathischen Anamnese liegt vielmehr häufig außerhalb der klinischen Krankheitsfeststellung und wird deshalb sowohl vom Patienten als auch vom in der Homöopathie unkundigen Therapeuten oft nicht wahrgenommen und bewertet.

Wenn Arzneimittelprüfungen an gesunden Menschen in stärkerer Dosierung durchgeführt werden, stehen unter Umständen deutlichere »Allgemeinsymptome« im Vordergrund. So kommt es zu Wirkungen bis in den Vergiftungsbereich hinein, gegebenenfalls mit entsprechenden Organstörungen. Dabei werden die Vergiftungserscheinungen mit zunehmender Stärke immer uniformer und lassen sich so in überschaubarer Weise kategorisieren. Im praktischen Arzneieinsatz kommt es aber auf die individuellen Symptome an. Dabei ist damit zu rechnen, daß sich durch Lebensbedingungen und Umwelteinflüsse im Laufe der Geschichte die Reaktionslage des Menschen ändert, so daß Wiederholungen von Arzneimittelprüfungen zur Überprüfung des Symptombildes erforderlich werden können; aus ethischen Gründen dürfen sie nicht bis in den giftigen Dosisbereich hinein durchgeführt werden. Symptome, die am Krankenbett festgestellt wurden, und solche, die in der wissenschaftlichen Erfassung von Vergiftungsfällen (toxikologisch) auftraten, ergänzen das Arzneimittelbild ebenso wie Befunde aus der Physiologie und der experimentellen Pharmakologie.»Wir müssen die Arzneistoffe kennenlernen, wie sie von der Leib-Seele-Einheit Mensch erlebt werden. Alles, was sich aus der Begegnung Arzneistoff mit dem menschlichen Organismus ergeben kann, nicht aber ergeben muß, gehört zum Arzneimittelwirkungsbild« (Leeser 1953a).

In den wissenschaftlichen homöopathischen Arzneimittelprüfungen treten die oft drastischen »allgemeinen« Symptome häufiger auf als die individuellen, so daß bei einer statistischen Auswertung die letzteren, für den homöopathischen Gebrauch so wichtigen Symptome sehr häufig herausfallen, weil sie einfach nicht in genügender Anzahl auftreten. Bei der ärztlichen Anwendung aber werden gerade diese individuellen, selten auftretenden Symptome bedeutsam und auch für eine wissenschaftliche Auswertung relevant.»Die qualitative Beziehung (Affinität, Abgestimmtheit, Resonanz) ... ist eine übergeordnete Voraussetzung der Arzneiwirkung. Deshalb wird ein allgemeiner Satz, der die Auffindung dieser Beziehung regelt, mit Recht als Ähnlichkeitsregel bezeichnet und bleibt als Anweisung, die Arzneimittelwirkungen an die Lebensvorgänge beim Kranken anzupassen, der beherrschende Mittelpunkt der homöopathischen Methode« (Leeser 1953b).

Dieses letzte Zitat von Leeser findet sich auch bei Prokop/ Wimmer (1976). Obwohl Prokop Leeser als einen »der bekanntesten Homöopathen unseres Jahrhunderts« bezeichnet, wird an dieser Stelle deutlich, daß er Leesers Eingrenzung der Bedeutung von Menge und Zeit in der naturwissenschaftlichen Medizin nicht verstanden hat, wenn er kommentiert: »In dieser Äußerung ... sehen wir eine eindeutige Absage an die naturwissenschaftliche Medizin, die auf Metrik aufgebaut ist, auf Kausaldenken beruht und nicht auf einem unbegründeten intuitiven Einschätzen von Lebensvorgängen« (Prokop/Wimmer 1976). Verständlich ist dann allerdings, daß Prokop den bedeutenden Medizinhistoriker Schadewaldt als »den Feind in den eigenen Reihen« bezeichnet, der »entgegen der geschlossenen wissenschaftlich fundierten Lehrmeinung der auf diesem Sektor berufenen ›Pharmakologen‹ erklärte: ›Ich hoffe, daß der Tag nicht mehr allzu fern sein möge, an dem wieder einmal, wie schon in der Vergangenheit in München, Wien, Budapest, Tübingen oder Berlin, auch Vertreter der Homöopathie an den deutschen Hochschulen lehren.‹« (Prokop/Wimmer 1976).

3.3 Wirksamkeitsnachweis und das Placebo-Problem

Bei dem Versuch, Arzneimittelwirkungen statistisch zu belegen, wird die subjektive Beeinflußbarkeit der Versuchspersonen (Probanden) häufig ein großes Bewertungshindernis. Man spricht hier vom Placebo-Effekt (lat. *placebo* = »ich werde gefallen«). Placebo-Mittel sind Scheinmittel ohne Arzneisubstanz, die im Prüfungskonzept des statistischen Doppelblindversuchs Wirkungen als zufällig oder subjektiv produziert entlarven sollen: Eine Gruppe von Versuchspersonen bekommt das Medikament, eine andere Gruppe das Placebo. Erzeugt das Placebo-Mittel mit einer bestimmten Mindesthäufigkeit die gleichen Wirkungen wie das untersuchte tatsächliche Medikament, soll dies Rückschlüsse auf die Unwirksamkeit des Medikaments zulassen. In der Praxis erweist sich aber, daß selbst bei massiven Arzneiwirkungen Placebosymptome häufig die Ergebnisse überlagern. Dies ist besonders auffällig bei Arzneimitteln, die für psychische Erkrankungen gedacht sind. Bei den homöopathischen Mitteln sind jedoch psychische Symptome, die die allgemeinen Krankheitssymptome begleiten, oft sehr wichtig. Deshalb treten bei einer statistischen Untersuchung homöopathischer Arzneimittelprüfungen ebenso Störungen durch Placeboeffekte auf wie bei pharmakologischen schulmedizinischen Untersuchungen. Immerhin konnte Harald Walach (1991) in seiner Dissertation an der Universität Basel nachweisen, daß Placebosymptome und Belladonna-Symptome in der Potenzierung C 30 in einer statistischen Auswertung quantitativ unterschiedlich sind. (Bei C 30 handelt es sich um eine Verdünnung jenseits der Loschmidt'schen Zahl, d. h. in der Lösung ist kein Molekül des Arzneistoffes mehr vorhanden.)

Im Bereich der Kinderheilkunde spielt das Placeboproblem eine sehr untergeordnete Rolle. Mit einem Täuschungsmittel ließe sich ein Säugling psychologisch nicht überlisten. Ähnliches gilt für die Tierheilkunde, in der die menschlichen Symptome weitgehend analog beschrieben werden. Einzelne Tierversuche wurden bereits durchgeführt und zeigten gute Übereinstimmungen mit den Beobachtungen am Menschen (Wolter, in Gebhardt [1980]).

Die statistische Erfassung einzelner Symptome ist nur in einer multizentrischen Studie mit sehr hoher Patientenzahl möglich – bei der Vielzahl der homöopathischen Arzneimittel ein fast unmögliches Unterfangen. Die Individualisierung ist nun einmal der diametrale Gegensatz zur Generalisation. Deshalb hat sich bisher der methodische Ansatz der »Einzelerfassung« als für die Homöopathie am fruchtbarsten erwiesen. Die Bedingungen hierfür wurden vom Begründer der modernen Methodenlehre zur wissenschaftlichen Erfassung medizinischer Tatbestände, P. Martini, im Therapiebereich formuliert (Martini 1953). So hat sich folgendes Vorgehen in der Homöopathie bewährt: Im Arzneimittelversuch werden ausgefallene Symptome, die statistisch aufgrund der geringen Häufigkeit des Auftretens schlecht erfaßt werden können, nicht herausgenommen. Der Prüfer achtet vielmehr bei der Anwendung eines Mittels auf diese Symptome, läßt sich gelegentlich sogar von ihnen entscheidend leiten und registriert den Erfolg im Krankheitsverlauf. Eine deutliche Besserung beim Einsatz des Mittels nach erfolgloser Vorbehandlung gilt als Erfolgsnachweis im »intraindividuellen Vergleich« (Gebhardt 1980, Kleinschmidt 1974). Die Reproduzierbarkeit solcher Einzelerfahrungen in ähnlichen Fällen kann die Bedeutung eines »ausgefallenen« Symptoms festigen. Dies entspricht dem Prinzip des Individualisierens. Ein derartiges Vorgehen entspricht auch der wissenschaftstheoretisch unabdingbaren These, daß die Methode zur beweiskräftigen Prüfung dem behaupteten Sachverhalt adäquat sein muß.

Das homöopathische Mittel wird also doppelt geprüft: einmal darauf, welche Symptome es bei gesunden Prüfpersonen erzeugt, und zum anderen, inwieweit es sich mit Hilfe dieser Beobachtungen beim Kranken, der ähnliche Symptome hat, als hilfreich erweist. Im intraindividuellen Vergleich kann sich dann gegebenenfalls jenes ausgefallene (nach Hahnemann »eigenheitliche«) Symptom bestätigen, das die Mittelwahl bestimmt hatte und statistisch beim Gesunden aussortiert worden wäre.

Nicht immer sind charakteristische Einzelsymptome vorhanden. In solchen Fällen geben mehrere Symptome in einer gewissen Zuordnung als Syndrom die Indikation für den Einsatz des betreffenden Mittels an. Damit lassen sich statistische Auswertungen durchführen, die überzeugende Ergebnisse zeigen (Mössinger 1980, Wiesenauer 1985, 1986, 1990). Statistische Ergebnisse und die Dokumentation von Bündelungen intraindividueller Beobachtungen können einander sinnvoll ergänzen. Die Reproduzierbarkeit von Behandlungserfolgen ist wissenschaftlich unverzichtbar.

Je mehr das ähnliche Mittel sich dem ähnlichsten nähert (das *Simile* dem *Simillimum*), um so kleiner wird die Auswahl der Mittel. Auffindung letzter Individualität ist ein nicht zu erreichendes Ideal; es geht um das »Individualisieren« als Weg, als Methode zur Mittelfindung.

Die Individualisierung erhöht die Anzahl durchgreifender Erfolge. So ließ sich in einer Pilotstudie über das Arzneimittel Cimicifuga anhand von Praxisfällen aufzeigen, wie es über Individualisierung zur Erhöhung der Behandlungserfolge kommt (Kleinschmidt 1969). Aus der zweihundertjährigen Geschichte der Homöopathie liegen Berichte über Einzelerfahrungen in sehr großer Anzahl vor. Sie sind zum Beispiel in der »Allgemeinen Homöopathischen Zeitung« dokumentiert, die 1832 gegründet wurde und die älteste fortlaufend erscheinende medizinische Fachzeitschrift Europas ist. Dieses »Erfahrungsgut« wurde als Grundlage für die Herstellung homöopathischer Arzneimittel vom Bundesministerium für Gesundheit anerkannt. Die meisten schulmedizinischen Kritiker dagegen verfügen über keinerlei praktische Erfahrung in der Homöopathie.

Hochinteressant ist, was Klaus Koch am 24. 10. 1997 unter der Rubrik »Spektrum, Akut« im *Deutschen Ärzteblatt* berichtet (Klaus Koch 1997): Das bedeutende britische Medizinjournal *The Lancet* (Bd. 350, 1997 S. 834) hat eine Studie über die Wirksamkeit homöopathischer

Präparate veröffentlicht und kommt zu dem Ergebnis: »Nach einer aufwendigen statistischen Analyse von 89 Studien scheinen homöopathische Präparate etwa um den Faktor 1,5 bis 2 wirksamer zu sein als wirkstoffreie Plazebos.« Der Autor kommentiert unter anderem: » ... aus der Studie folgt: Entweder: Homöopathie wirkt tatsächlich, dann klafft eine Lücke im Weltbild der Medizin. Oder: das Weltbild stimmt, dann müssen aber selbst ›randomisierte, doppelblinde, plazebo-kontrollierte‹ Studien, die als das schärfste Erkenntnisinstrument der Schulmediziner gelten, anfälliger für Fehler sein als man bislang wahrhaben wollte.«

Die Nutzung der individuellen Erfahrung gewinnt in jüngster Zeit immer größere Bedeutung. Das Wissen aus medizinischen Datenbanken macht das Auffinden individueller Faktoren für wichtige therapeutische Entscheidungen möglich. »Kontrollierte Versuche untersuchen den Durchschnittspatienten... Die zunehmende Anwendung umfassender klinischer Datenbanken und eine universell zugängliche elektronische Patientenakte können eine wissenschaftliche Revolution und einen Paradigmenwechsel bewirken.« (Bothner 1999)

3.4 *Diagnosestellung und Therapieentscheidung (Krankheitsdiagnose und Arzneimitteldiagnose)*

Allgemeinsymptome in der Anamnese (der Ermittlung der Vorgeschichte der Krankheit) beziehen grundsätzlich Befindensäußerungen des Patienten und Befunde in klinisch-medizinischem Sinne mit ein. Damit steht der Arzt vor der Notwendigkeit, die Diagnose, die sich ursächlich (ätiologisch) oder aus dem Verständnis über die Entstehung der Krankheit (pathogenetisch) ergibt, in seine Therapie-Entscheidung einzubeziehen. Von der in der Homöopathie notwendigen personalen Feinsymptomatik mit biographischen Faktoren bis hin zu differenzierter klinischer Diagnostik ist dabei die Palette weit. Die Erfassung aller dieser Daten ist Aufgabe des homöopathischen Arztes und bestimmt sein Handeln.

Nach Abklärung der Diagnose vor dem Hintergrund gesamtmedizinischen Wissens wird nach rationalen Gesichtspunkten die Therapieentscheidung gefällt. Dabei kommt eine, wenn erkennbar, ursächliche (ätiologische), eine stoffausgleichende (substituierende), eine lediglich lindernde (palliative), eine chirurgische oder eine umfassende homöopathische Behandlung in Frage. Eine derart grundsächliche Entscheidung steht nicht nur am Anfang der Behandlung, sondern bedarf bei sachgerechter Verlaufsbeobachtung gegebenenfalls erneuten Überdenkens, getreu dem Prinzip: *salus aegroti suprema lex* – das Heil des Kranken ist (dem Arzt) oberstes Gesetz.

3.5 *Die Dosis in der Homöopathie*

Das Wort »homöopathisch« ist in der Alltagssprache des Laien bekanntlich ein Begriff für kaum faßbare kleine Mengen, mit welchem er in Redewendungen herausstellen möchte, daß er etwas für unbedeutend oder lächerlich klein hält. Die Dosierung in der Homöopathie hat tatsächlich etwas mit »klein« zu tun, aber in einem ganz anderen Sinne. Hahnemann beobachtete beim Einsatz der jeweils ähnlichsten Arznei im Krankheitsfall bei den zu seiner Zeit üblichen Dosen zuerst starke Verschlimmerungen, ehe die Heilung eintrat. Durch jahrelange Versuche und Erfahrungen am Krankenbett erkannte er die Notwendigkeit der kleinen Dosierungen. Er ging dabei sehr systematisch vor. Er verkleinerte die Arzneistoffe stufenweise flüssig als Verschüttelung oder fest als Verreibung im Verhältnis 1:100 und 1:10.

Offenbar glückliche Umstände ließen ihn als Lösungsmittel ein Gemisch von Alkohol und Wasser und zur Verreibung fester Grundstoffe Milchzucker finden. Alkohol-Wasser löst komplexe Substanzen, die auch Fett enthalten. Milchzucker eignet sich gut zur gleichförmigen Verkleinerung.
Bei der Krankenbehandlung beobachtete Hahnemann Wirkungen kleinster Mengen, die nach späterer naturwissenschaftlicher Erkenntnis kein Molekül des Wirkstoffs mehr enthalten – also Mengen, die die 24. Verdünnungsstufe (die homöopathische Potenzierungsstufe D 24) und damit den Grad der Loschmidt'schen Zahl überschreiten. Im allgemeinen blieben die homöopathischen Ärzte vor wie nach der chemisch-physikalischen Bestimmung und sicheren Berechnung der Loschmidt'schen Zahl in ihren Dosierungen unterhalb dieser Grenze. Aber auch bei ihrer Überschreitung wurde im Laufe der Medizingeschichte immer wieder die Wirksamkeit bestätigt.
Weil Arzneimittel sich häufig in kleineren Mengen bzw. größeren »Verdünnungen« als »passender« und damit wirksamer erwiesen, nannte man den Vorgang des Verdünnens mit Verschütteln bzw. Verreibung »Potenzieren« und den Verdünnungsgrad »Potenz«. Das bisher erschlossene Erfahrungsgut ergibt, daß das dem Arzneimittel zugehörige Symptomenbild im allgemeinen in allen Potenzstufen auffindbar ist.
Selbst die »Urtinktur«, wie das homöopathische Arzneibuch den noch nicht potenzierten Ausgangsstoff nennt, erzeugt gegebenenfalls schon Symptome, die bei zunehmender Potenzierung meist zahlreicher und charakteristischer werden. Therapeutische Erfahrungen haben gezeigt, daß bestimmte Potenzstufen besonders deutlich das Symptomenbild hervorbringen. Diese Stufe ist allerdings bei den verschiedenen Arzneimitteln unterschiedlich. So

gibt es Arzneimittel, die in den tieferen Potenzen (also bei noch relativ großer Konzentration des Ausgangsstoffs) völlig indifferent sind und erst bei Stufen von etwa D4 – D6 und darüber wirksam werden. Diese Erfahrungen sind unabhängig von der Empfindlichkeit der kranken Person, die das betreffende Mittel einnimmt. Das Mittel muß also passend sein in der Stärke – noch mehr freilich in der Abstimmung auf das individuelle Symptomenbild des Kranken; nicht die Größe und Stärke eines Schlüssels, sondern vor allem seine passende, strukturelle Gestalt macht ihn geeignet zum Öffnen eines Schlosses. Dennoch gibt es bei fortschreitender Verdünnung (Potenzierung) den Hinweis auf mögliche Wirksamkeitssteigerungen. Nach neueren wissenschaftlichen Untersuchungen gilt die Hypothese, daß die hömöopathische Arznei und ihr Lösungsmittel zu Kolloiden werden und in ihren molekularen Oberflächenstrukturen durch den Herstellungsvorgang bleibende Veränderungen erfahren. Die Frage, wieviel »Substanz« des ursprünglichen Ausgangsstoffes noch in der Lösung ist, verliert demgegenüber relativ an Bedeutung.
Der homöopathische Internist G. Resch und V. Gutmann, Direktor des Instituts für Anorganische Chemie der Technischen Universität Wien (Resch/Gutmann 1988 und 1989), konnten aus Untersuchungen an Festkörpern wichtige Erkenntnisse herleiten. Um die Systemorganisation von Festkörpern zu verstehen, bedarf es der Einführung hierarchischer Ebenen. Die höchste Ebene liegt dabei an der Oberfläche (mit kraterartigen Einstülpungen), also genau dort, wo beim Verreiben in der Homöopathie Wechselwirkungen zwischen der Arznei und dem Milchzucker stattfinden. Die Autoren konnten nachweisen, daß die Systemorganisation eines Festkörpers durch Verreiben erhöht wird. Wird z. B. Kupfer in Milchzucker verrieben, so ist die meßbare, im Präparat enthaltene Energie in der

Potenzstufe C15 (die Loschmidt'sche Zahl ist hier schon überschritten!) doppelt so groß wie diejenige des unter gleichen Bedingungen verriebenen reinen Milchzuckers. Die Energie wird dabei mit dem Thermolumineszenz-Verfahren gemessen. Die Ergebnisse weisen darauf hin, daß beim Potenzieren das Lösungsmittel (Verreibungsmittel) strukturell verändert wird. Gutmann (1992) stellt in gleicher Weise die Systemorganisation von Flüssigkeiten dar und zeigt, daß der zu potenzierende chemische Stoff die Flüssigkeitsstruktur stark beeinflußt im Vergleich zur Potenzierung des reinen Lösungsmittels. Auch hier zeigen Energiemessungen (Thermolumineszenz) etwa doppelt so hohe Werte wie bei nicht verschüttelten Lösungen. Die Autoren erwähnen, daß Hahnemann aus physikalisch-chemischer Sicht mit seinen Lösungsmitteln Milchzucker und Wasser-Alkohol-Gemisch intuitiv eine glückliche Wahl traf (Gutmann 1992, Resch/Gutmann 1988, 1989).

In neueren Untersuchungen am Institut für physiologische Chemie der Tierärztlichen Hochschule Hannover (Prof. Dr. G. Harisch [1996]) konnte eine Überlegenheit der dem homöopathischen Herstellungsprozeß unterworfenen, potenzierten Mittel gegenüber der einfachen Verdünnnung (also bloße Verdünnung, ohne Verschütteln oder Verreiben) in rechnerisch gleicher Konzentration in bezug auf die biologische Funktionsfähigkeit festgestellt werden. Es wurde der Einfluß von homöopathischen Potenzen und konzentrationsgleichen konventionell hergestellten Verdünnungen von *Mercurius phosphoricus* (Quecksilberhydrogenphosphat) auf die Aktivität der mitochondrialen Cytochrom c-Oxidase aus Rattenleberzellen untersucht. Vor allem in der Potenz von D15 war die homöopathische Potenz statistisch signifikant der bloßen Verdünnung 10^{-15} überlegen. Weitere Forschungsarbeiten gehen dieser Frage nach. Bis zu welchen Potenzierungshöhen die Dosierung gehen kann, ist noch unerforscht. Otto Leeser, der selbst sehr häufig im Bereich von C 30 therapierte, wie in seiner letzten Zeit auch Hahnemann, warnt hier vor Ausuferungen, vor der »Infinitesimaltheorie«.

In dem ausführlichen Essay »Zur Eigenheit von Homöopathischen Arzneimitteln und ihrer Wirkung aus naturwissenschaftlicher Sicht« stellen die Autoren Dittmann, Weingärtner, Harisch (1998) klar: »Mit den Methoden der Biochemie kann die Wirkungsentfaltung von Homöopatika überprüft werden. Aus den mit Hilfe von In-vivo-und In-vitro-Studien (am lebenden Objekt und im Reagenzglas) erhaltenen Ergebnissen wird eine Modellvorstellung für die Wirkung der Homöopatika entwickelt.«

In der Diskussion um die Kausalität zwischen der homöopathischen Arznei und dem Organismus setzt Harisch (1996) mit molekularbiologischen Vorüberlegungen an. Bei »dreidimensional aufgeknäuelten Proteinstrukturen, die an ihrer Oberfläche oder in Krypten zahlreiche Bindungsplätze aufweisen«, können »auch Homöopathica angelagert werden«. Harisch stellt klar: »Nur die Ergebnisse des homöopathischen Teils der naturwissenschaftlichen Forschungen werden den Erkenntnishorizont der Naturwissenschaften erweitern, mit ... für die Homöopathie günstiger Konsequenz.«

Die moderne Entwicklung der Lehre von den Lebensvorgängen (Physiologie) begnügt sich nicht nur mit linearen Schlußfolgerungen von Ursache und Wirkung. Jede Erscheinungsform ist einer Vielzahl von Bedingungen und Einwirkungen im Organismus unterworfen, und das in einer raumzeitlichen Wechselwirkung. Ein lebendiges Netzwerk, in das seelische und geistige Funktionen einbezogen sind, kann letztlich nur als Ganzes begriffen werden. Otto Leeser (1963) spricht in diesem Zusammenhang vom

»systemischen Denken«, von systembezogener Therapie. Individuell abgestimmt nach Qualität (Arzneimittelbild, bezogen auf den kranken Menschen) und Quantität (Potenzgrad), wirkt homöopathische Arznei offensichtlich regulierend, Signal gebend, vergleichbar einem Ampelsystem im Straßenverkehr. Hier gibt es Berührungspunkte mit den Forschungsbereichen der Kybernetik (vgl. Bayr 1960).

3.6 Chronische Krankheiten

Auch wenn sich die Homöopathie als ausgesprochene Methode der Individualtherapie darstellt, darf bei ihr der Aspekt der generellen Therapie nicht übersehen werden (Unseld 1961, der sich hiermit auf seinen Lehrer Leeser bezieht). Hahnemann spricht von »feststständigen Krankheiten«, worunter er gewisse »endemische Übel, Krankheiten von deutlicher Ursache sowie Ansteckung von sich gleichbleibenden Miasmen« verstand (zitiert nach Unseld 1961).

3.6.1 Miasmen und Nosoden

»Mit der Idee, daß chronische Krankheiten in sehr variablen und miteinander abwechselnden Syndromen im Gefolge von Infektionskrankheiten auftreten können, war Hahnemann seiner Zeit weit voraus« (Leeser 1963). Seine Meinung, die chronischen Krankheiten auf drei Urübel zurückführen zu können (auf die »Psora«, die »Sykosis« und die »Syphilis«), ließ sich durch die Weiterentwicklung der Medizin so nicht aufrechterhalten (Leeser 1963). Seine Erkenntnis dagegen, daß sie »miasmatisch« bedingt seien (heute würde man sagen: »im wesentlichen infek-

tiös«), fand in der weiteren medizinischen Forschung ihre Bestätigung (z. B. durch Robert Koch).
Trotz seines Irrtums im Einzelnen ist wichtig, daß Hahnemann für den Arzneischatz bei chronischen Krankheiten einen neuen Weg aufgezeigt hat: Die Geschichte eines Kranken ist bis zu dem Zeitpunkt zurückzuverfolgen, an dem ein Syndrom zuerst akut war; darauf ist der Arzneireiz zu geben, der dieses ursprüngliche Syndrom wieder hervorrufen kann. Die gegenwärtigen Symptome sollen gleichsam von ihrer Quelle her eine neue, günstigere Wendung bekommen. Gezielt wurden homöopathische Arzneimittel entwickelt, die auf diese Art zu der akuten Phase der Krankheit unmittelbare Beziehung haben. Es sind die sogenannten *Nosoden*. Sie werden hergestellt aus Krankheitsprodukten von Mensch und Tier, aus Krankheitserregern oder deren Stoffwechselprodukten oder aus Zersetzungsprodukten tierischer Organe.
Es geht bei den Nosoden nicht um das »Gleiche«, das die Krankheit ursprünglich ausgelöst hat, sondern um Substanzkomplexe, die homöopathisch aufgearbeitet, potenziert werden und damit als ähnliche Mittel eingesetzt werden können. Es geht hier nicht um das Prinzip, Gleiches mit Gleichem zu behandeln (also die sogenannte »Isopathie«). Die Stelle der Arzneimittelprüfung am Gesunden (die aber gelegentlich zusätzlich durchgeführt wird) nimmt die betreffende Infektionskrankheit ein, die den chronischen Verlauf ausgelöst hat. Nosoden werden nicht nach Art einer Schutzimpfung zur vorbeugenden Immunisierung bei akuten Infektionskrankheiten angewandt, sondern in der Absicht, die ursprünglichen Abwehrvorgänge des Organismus, die nicht zu Ende gekommen, chronifiziert sind und sich in mannigfaltigen und wechselnden Syndromen äußern, zu reaktivieren, um dadurch dem Krankheitsverlauf eine günstige Wendung zu geben.

3.6.2 Miasmen als allgemeine Umweltbedingungen

Der »Miasma«-Begriff Hahnemanns ist mit dem gerade Gesagten noch nicht völlig umrissen. In den letzten Jahrzehnten der Medizingeschichte enthüllt sich sein erweiterter Inhalt, den Hahnemann nur ahnungsvoll äußerte. Auch ohne dramatisch akute Erscheinungen schleichen sich chronische Krankheiten ein und entwickeln sich allmählich zu den bekannten, bedrohlichen Krankheitsbildern. Multifunktionell wirken die Bedingungen des Lebens, die chronifizierenden Einflüsse aus der Umwelt als Risikofaktoren auf den Menschen. Das Spektrum erstreckt sich über toxische, soziogene und psychosomatische Schädigungen. Selten ist es hier möglich, isoliert lineare Kausalverknüpfungen zu erkennen. Die Homöopathie hat es sich zur Aufgabe gemacht, solche sich aus der mangelnden Anpassung zwischen Mensch und Umwelt ergebenden chronischen Krankheiten über das Aufsuchen der Ähnlichkeitsbeziehungen zur Arznei unter Einschluß der biographisch geprägten dispositionellen, konstitionellen Symptomatik des Kranken zu behandeln.

3.7 Richtungen in der Homöopathie

Aus der bisherigen Darstellung dürfte deutlich geworden sein, daß vieles, was im Volksmund unter dem Begriff »Homöopathie« läuft, nicht Homöopathie ist. Auch in der medizinischen Praxis hat sich ein großes Durcheinander entwickelt.
Ein Beispiel soll dieses veranschaulichen: Oft werden mehrere homöopathische Arzneimittel zu einem sogenannten »Komplexmittel« gemischt und unter einem einheitlichen Namen angeboten, um es auf eine Diagnose oder gar nur auf ein Symptom hin einzusetzen. Die ver-

schiedenen Arzneimittelbilder, die in diesem Mittel enthalten sind, stören einander. Hier wird die Feinsymptomatik nicht nur gedanklich vernachlässigt, sie wird verändert und müßte in einer eigenen Arzneimittelprüfung dieses Komplexmittels am gesunden Probanden neu erstellt werden. Will man dieses homöopathische Prinzip nicht, dann muß von einem solchen Mischmittel auch konsequenterweise ein statistischer Erfolgsnachweis bei entsprechender Diagnose erbracht werden. Das ist eine grundsätzliche Forderung für eine große Anzahl sogenannter biologischer Arzneimittel und auch Pflanzenmittel (Phytotherapeutika), die im Handel sind.

Hier ist eine Besinnung auf die Hahnemannsche Ausgangsposition notwendig (Hahnemann 1829, 1921, 1983). Der Grundsatz, »Ähnliches soll durch Ähnliches behandelt werden«, hat eine »naturgesetzliche« Voraussetzung (ein Apriori). Seine Anwendung schafft Erfahrungen, die seit Hahnemann literarisch festgehalten werden und der Aufarbeitung bedürfen. Prospektive empirische Studien bringen weitere wissenschaftliche Absicherung (Gebhardt 1980).

Nicht übersehen werden sollte dabei, daß auch Hahnemann geistesgeschichtlich eingebunden war und seine Thesen innerhalb der, aber auch gegen seine zeitbedingten allgemeingeistigen und medizinischen Strömungen formulierte. Gehen wir heute bei der Beschreibung von Gesundheit stärker von der Regulation eines geordneten Organismus aus, so sprach die Zeit Hahnemanns von »Lebenskraft« (*vis vitalis*, Vitalismus), einem Begriff, der heute nur noch allgemein verstanden wird. Nach dieser Ausdrucksweise mußten die der Lebenskraft entgegenstehenden krankheitlichen Gegenkräfte folgerichtig durch eine neue »Kraft«, die Arzneikraft, beherrscht werden. Man sprach folglich bei der Gabe der Arznei von ihrer Kraft, ihrer »Potenz«, und bei der Erschließung der Arzneikräfte durch Verdünnen und Verreiben/ Verschütteln vom »Potenzieren«. Aus traditionellen Gründen sind die homöopathisch tätigen Heilberufe bewußt bei den alten Begriffen geblieben. Leider besteht dabei die Gefahr, das ursprüngliche zeitbedingte Verständnis fundamentalistisch zu verfestigen und es zum Wesen homöopathischen Denkens zu deklarieren. Hier ist ein Ausgangspunkt ideologischer Abirrung einer überzogenen klassizistischen Homöopathie. »Leider neigen einige Klassiker zu internen Abweichungen, indem sie esoterischen und sonstigen Ideen nachgehen, die der Homöopathie fremd sind« (Illing 1996). S. Hahnemann selber schreibt in seinem »Organon«, § 8 (Hahnemann 1829) bzw. § 6 (Hahnemann 1921): »Der vorurteilslose Beobachter erkennt die Nichtigkeit übersinnlicher Ergrübelungen, die sich in der Erfahrung nicht nachweisen lassen ...«. Dennoch wird zum Beispiel gelegentlich die zeitbedingte Formulierung Hahnemanns von der »geistartigen« Wirkungsweise der Arznei unversehens zur mystischen Vergeistigungstheorie, die von weltanschaulich fixierten Gruppen als Homöopathie besonderer Art entwickelt wird.

3.8 *Ausblick*

Die Homöopathie ist ein Teil der medizinischen Entwicklung der letzten 200 Jahre, rational deduktiv begründet und empirisch verifizierbar. Sie kann nur im Kontext der gesamten naturwissenschaftlichen Medizin von einem Mediziner angewendet werden, der »kritisch« vorgeht im wörtlichen Sinne des Wortes »kritisch«, der also »unterscheidet«, »scheidet« und »entscheidet«. Es bedarf eigentlich keiner Erwähnung, daß der medizinische Laie dazu nicht die Voraussetzung hat. »Zur Gewissenhaftigkeit ... gehört zuerst ein Wissen ... und zu einem guten Gewissen gehört das Verständnis, die Bejahung des Sinns der Methode« (Leeser 1953a). Hier sind wissenschaftliche und ärztliche Gremien gefordert, die der Homöopathie das Forschungsfeld öffnen müssen, und ein Gesetzgeber, der den Auftrag zur Krankenbehandlung erteilt.

Wenn in jüngerer Zeit der Dekan einer medizinischen Fakultät erklärte, die Homöopathie passe nicht zur »Lehre« der Medizin, so fiel er mit dieser Äußerung in jene Epoche der abendländischen Geschichte zurück, in der sich Ankläger und Richter in Inquisitionstribunalen des Einbruchs in die »gültige« Lehre zu erwehren suchten. Zu Beginn der Neuzeit sprach sich bekanntlich die offizielle kirchliche Wissenschaft nachdrücklich für die weitere Gültigkeit des ptolemäischen Weltbildes aus. Als Galileo Galilei (1564–1642) sich öffentlich zu den neuen Erkenntnissen des kopernikanischen Weltsystems bekannte, wurde er im Jahre 1633 gezwungen, seinen Erkenntnissen abzuschwören und zu einer Haft von unbegrenzter Dauer verurteilt.

Semmelweis, der Pionier der Desinfektion, und anfänglich auch Robert Koch haben den »Galilei-Effekt« am eigenen Leib erfahren (Gebhardt 1980), Samuel Hahnemann und die Homöopathie erleiden dieses Schicksal bis heute. Daß sie es nicht zuletzt in christlichen Kreisen erleiden, die eigentlich um Vorläufigkeit und Begrenztheit »herrschender« Vorstellungen in Wissenschaft und Denken wissen müßten, ist doppelt schmerzlich.

Hahnemann selbst hat die Medizin als offenes wissenschaftliches System gesehen, das folgender Zielvorstellung verpflichtet ist: »Des Arztes höchster und einziger Beruf ist, kranke Menschen gesund zu machen, was man Heilen nennt« (Hahnemann 1829, 1921).

Dr. Hermann Frick

Kurze Medizingeschichte und Lehre der Homöopathie nach Samuel Hahnemann und Otto Leeser

Einleitung

Seit Jahren ist die Homöopathie durch Veröffentlichungen christlicher Autoren ins Zwielicht geraten. Es wurden mehr und mehr Stimmen laut, die das Lebenswerk Samuel Hahnemanns in den Bereich des Okkultismus verwiesen und dämonisierten.
Drei Hauptgründe lassen sich für diese bedauerlichen Verdächtigungen vermuten:
1. Mangels gründlicher Kenntnis der homöopathischen Arzneimittellehre Samuel Hahnemanns und seiner Schüler wurde Sinn und Technik der Potenzierung hinterfragt. Man sah dahinter okkulte Manipulationen. Auch wurde Hahnemanns Beeinflussung durch das zeitgenössische Freidenkertum der Aufklärung überbewertet. Dazu trugen Fehlinterpretationen mancher seiner Biographen bei.
2. Die homöopathischen Arzneimittel kamen in unberufene Hände. Ihre Anwendungsweisen entfernten sich in grober Weise von dem Grundprinzip der Ähnlichkeitsregel Hahnemanns. Nicht nur die okkulte Praxis des Pendelns, sondern auch fragwürdige spirituelle Elemente wurden in die natürliche Heilkunde der Homöopathie

hineingetragen. Dadurch wurde die ursprünglich reine homöopathische Arzneimittellehre von unseriösem Wildwuchs überwuchert.

3. Spezielle Gewinnungs- und Bearbeitungsmethoden homöopathischer Grundsubstanzen durch die anthroposophische Pharmaindustrie werden zum Anlaß genommen, dahinter undurchsichtige weltanschauliche Beweggründe zu vermuten. Dabei folgen sie lediglich natürlichen biorhythmischen Vorgängen. Wenn solches Vorgehen bei der Aufarbeitung von Arzneistoffen auch fremdartig erscheinen mag, okkulte Praktiken sind dies keineswegs. Die anthroposophische Arzneigewinnung darf als höchst differenziert und schonend angesehen werden.

Es ist mir als homöopathischem Arzt ein großes Anliegen, einer pauschalen negativen Beurteilung oder gar Dämonisierung der Homöopathie dadurch entgegenzuwirken, daß die geniale Arztpersönlichkeit Samuel Hahnemanns bekannt gemacht wird. Dazu ist es nötig, neben einer Kurzdarstellung der Medizingeschichte und Lehre der Homöopathie einen Einblick in die Biographie Hahnemanns zu vermitteln. Mit seiner ethischen Grundhaltung »Ehrfurcht vor dem Leben und seinem Schöpfer« setzte Hahnemann zu einem leidenschaftlichen Kampf gegen die zeitgenössische, unmenschliche Medizin an und rang um die Verwirklichung eines humanen Therapieprinzips.

Die Verurteiler der Homöopathie übersehen, daß Samuel Hahnemann mit der Gabe strenger Beobachtung ausgerüstet war. Diese befähigte ihn nicht nur zur Erfassung eines differenzierten Krankheitsbildes, wozu auch die genaue Erhebung der Krankheitsvorgeschichte gehört, sondern auch zur Entdeckung eines »Arzneimittelbildes«, das sich aus der sorgfältigen Beobachtung der Arzneimittelwirkung am Gesunden ergibt. Eines der großen Verdienste Hahnemanns ist, daß er durch seine Übersetzungsarbeit besonders antiker, bis auf Hippokrates zurückgehender medizinischer Literatur aus dem Urtext die Ansätze für die von ihm weiterentwickelte »Ähnlichkeitsregel« entdeckte.

So ist die auf Samuel Hahnemann zurückgehende Lehre der Homöopathie als Heilkunde der Erfahrung eine anerkennungswürdige Therapieform, die neben der traditionellen Schulmedizin ihre Berechtigung hat in den Händen von Ärzten, denen es nicht nur um die Therapie von Krankheiten, sondern um Heilung der kranken Person geht. Sie hat nichts zu tun mit Esoterik, Okkultismus oder New Age.

Falkenstein im November 1997

Dr. med. Hermann Frick

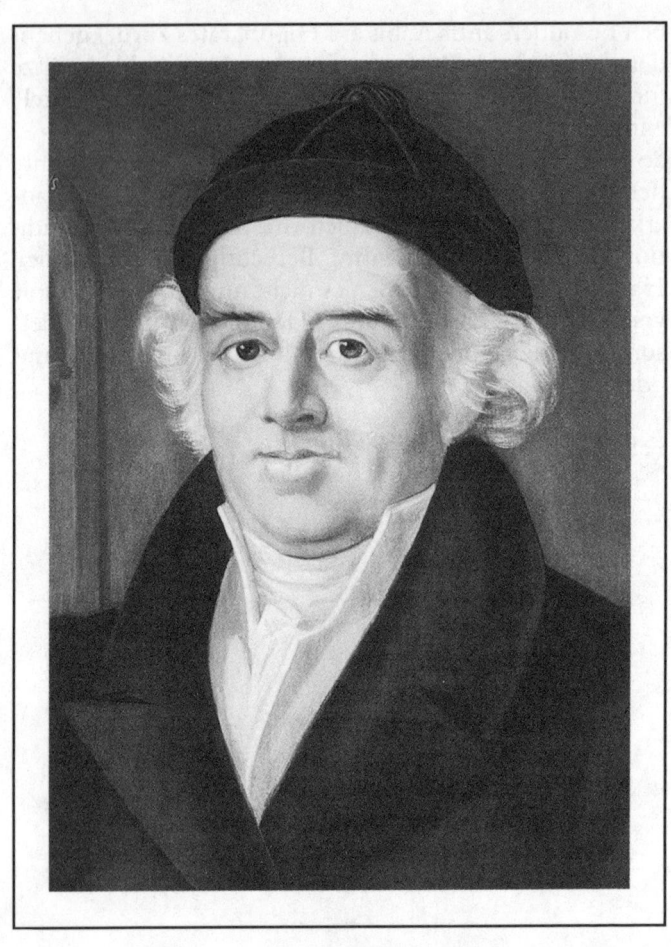

Samuel Hahnemann

1 Stichwort »Homöopathie«

Der Begriff »Homöopathie« leitet sich ab von dem griechischen *hómoion páthos,* was »ähnliche Krankheit« bedeutet.
Homöopathie ist ein Heilungsprinzip: Eine Krankheit kann durch eine ihr ähnliche, etwas stärkere »Arzneikrankheit« geheilt werden. Mit *hómoion páthos* ist also die »Arzneikrankheit« gemeint.
So wie jede Krankheit ein ihr eigenes »Krankheitsbild« hat, an dem sie sich durch ihre Symptome zu erkennen gibt, so entsteht durch die feintoxikologische Prüfung eines Arzneimittels im gesunden Organismus ein »Arzneimittelbild«, das vom Prüfling dokumentiert wird. (Unter feintoxikologischer Arzneimittelprüfung versteht man die sorgfältige Dosierung eines Arzneistoffes zu dessen Prüfung am Gesunden. Diese wird so gewählt, daß eine Überdosis mit schädlicher, toxischer Auswirkung auf den Prüfling ausgeschlossen werden kann.) Je ähnlicher sich Krankheitsbild und Arzneimittelbild sind, um so wahrscheinlicher ist die Heilung der Krankheit. Dieser Erfahrungssatz drückt sich in dem von Samuel Hahnemann geprägten Satz aus: *similia similibus curentur,* d. h. »Ähnliches soll durch Ähnliches geheilt werden.«

2 Wer war Samuel Hahnemann?

2.1 *Jugend und Studium*

Samuel Hahnemann ist am 10.4.1755 in Meißen geboren als Sohn des Porzellanmalers Christian Gottfried Hahnemann und seiner Ehefrau Johanna Christiane, geb. Spieß, der Tochter des sächsisch-weimarischen Kapitäns und Oberregimentsquartiermeisters Spieß aus Kötschenbroda.
Im Alter von 13 Jahren sollte Samuel eine kaufmännische Lehre in Leipzig antreten. Der eigenwillige Sohn erschien aber bereits nach wenigen Wochen wieder zu Hause. Er hatte sofort erkannt, daß seine Fähigkeiten auf einem anderen Gebiet lagen. Er besuchte zunächst für weitere zwei Jahre die Stadtschule.
Als Hahnemann 15 Jahre alt war, wurde sein Lehrer an die Meißener Fürstenschule St. Afra berufen. Aufmerksam geworden auf die ungewöhnliche Begabung seines Schülers, erreichte er durch eine Eingabe an den Kurfürsten, daß Samuel Hahnemann in die Fürstenschule aufgenommen wurde. Nicht nur in den alten Sprachen Latein und Griechisch, sondern auch in den neuen Sprachen eignete er sich bald hervorragende Kenntnisse an. Daneben interessierte er sich für Mathematik und Botanik. Damals bekam er auch erstmals die Schriften der großen medizinischen Lehrer des Altertums, Hippokrates und Galen, zu lesen und begann sie aus dem Urtext zu übersetzen. Tie-

fen Eindruck machte auf ihn der Eid des Hippokrates, der zum Leitmotiv auch seines Lebenswerden sollte:

»Maßnahmen will ich treffen zu Nutz und Frommen der Kranken und nach meinem Vermögen. Lauter und fromm will ich mein Leben gestalten, in alle Häuser will ich gehen zum Vorteile der Kranken und mich fernhalten von jederlei vorsätzlichem und Schaden bringendem Unrecht.«

Im Alter von 20 Jahren verließ Hahnemann am 24. April 1775 die Fürstenschule St. Afra. Er hielt eine lateinische Abschiedsrede über das Thema: »Göttliche Schöpferkraft, dargetan am Wundergebilde der menschlichen Hand«. Diese Abiturientenrede ist bereits ein anschauliches Zeugnis der außerordentlichen Beobachtungsgabe Hahnemanns. Am Ende seiner Ausführungen sagte er: »So glaube ich, einflußreiche und gelehrte Zuhörer, mit meiner schwachen Geisteskraft in Kürze bewiesen zu haben, daß nicht ohne bewundernswerte göttliche Kraft der Mechanismus unserer Hände von dem hochweisen Erbauer des Erdkreises erdacht und ausgeführt worden ist.«
Ausgerüstet mit hervorragenden Sprachkenntnissen nicht nur in Latein und Griechisch, Englisch und Französisch, sondern auch in Hebräisch, Syrisch und Italienisch, verließ er kurz nach Ostern 1775 mit nur 20 Talern in der Tasche das Elternhaus, um mit großen Erwartungen in Leipzig, der sächsischen Landesuniversität, sein Medizinstudium zu beginnen. Nach zwei Jahren wechselte er die Universität und zog nach Wien. Damals stand dort der kaiserliche Leibarzt, Dr. von Quarin, auf der Höhe seines Ruhmes; neben seiner Lehrtätigkeit an der Wiener Universität leitete er das Spital der Barmherzigen Brüder in der Leopoldstadt. Der berühmte Universitätslehrer und Kliniker schloß bald eine enge Freundschaft mit seinem fleißigen

Schüler Hahnemann. Dieser durfte seine Privatsprechstunde mithalten und ihn bei seinen Hausbesuchen begleiten. Hahnemann schreibt später über diese Zeit:

»Dem Spital der Barmherzigen Brüder in der Leopoldstadt oder vielmehr dem großen praktischen Genie, dem Leibarzt von Quarin, verdanke ich, was Arzt an mir genannt werden kann. Seine Liebe, ich möchte sagen, seine Freundschaft hatte ich. Ich war der Einzige in meiner Zeit, den er zu seinen Privatkranken mit sich nahm. Er zeichnete mich aus, liebte und ehrte mich, als wenn ich der Einzige und Erste seiner Schüler in Wien und noch mehr gewesen wäre, und alles dies, ohne je von mir Vergeltung erwarten zu können.«

In Wien empfahl von Quarin seinen Schüler Hahnemann als Hausarzt dem Baron von Bruckenthal, der als neu ernannter Gouverneur und Statthalter von Siebenbürgen im Oktober 1777 in Hermannstadt einzog. Kurz darauf traf Hahnemann dort ein, um seine Stelle als Hausarzt und als Ordner der ansehnlichen Bibliothek seines Brotherrn anzutreten. Fast zwei Jahre hielt sich Hahnemann in der Hauptstadt Siebenbürgens auf. Dort vertiefte er auch seine Fremdsprachenkenntnisse. Die ganze Zeit über hatte er in Hermannstadt Gelegenheit, als Medizinstudent ärztlich zu praktizieren. Erwähnenswert ist, daß Hahnemann während seines Aufenthaltes in Siebenbürgen an Malaria erkrankte.

Nach Wien zurückgekehrt, verließ Hahnemann Anfang 1779 seinen hochgeschätzten ärztlichen Freund, um an der Universität Erlangen sein Medizinstudium fortzusetzen und zum Abschluß zu bringen. Er war damals 24 Jahre alt. Am 10. August 1779 schloß er in Erlangen sein Medizinstudium mit der Promotion ab. Er schrieb seine Dissertation in lateinischer Sprache über das Thema: *Conspectus adfectum spasmodicorum aetiologicus et therapeuticus* (»Betrachtung der Ursache und Behandlung von Krampfzuständen«) und erhielt daraufhin die Würde eines Doktors der Medizin. Anschließend studierte er noch ein Jahr lang Chemie in Leipzig.

2.2 Zusammenstoß mit der Schulmedizin

1780 ließ sich Hahnemann in eigener Praxis in Hettstedt bei Mansfeld nieder. In der Vorrede zu seinem *Organon*, der zusammenfassenden Darlegung seiner Heilkunde der Erfahrung, der Homöopathie, hat er später die damalige Medizin folgendermaßen beschrieben:

»Die alte Medizin, Allopathie genannt, um etwas im Allgemeinen über dieselbe zu sagen, setzt bei der Behandlung der Krankheiten teils nie vorhandene Blutübermenge *(plethora)*, teils Krankheitsstoffe und Schärfen voraus, läßt daher das Lebensblut abzapfen und bemüht sich, die eingebildete Krankheitsmaterie teils auszufegen, teils anderswohin abzuleiten durch Brechmittel, Abführungen, Speichelfluß, Schweiß und harntreibende Mittel, Ziehpflaster, Vereiterungsmittel usw. in dem Wahn, die Krankheit dadurch schwächen und materiell austilgen zu können, vermehrt aber dadurch die Leiden des Kranken und entzieht so, wie auch durch ihre Schmerzmittel, dem Organismus die zum Heilen unentbehrlichen Kräfte und Nahrungssäfte. Sie greift den Körper mit großen, oft lange und schnell wiederholten Gaben starker Arznei an, deren langdauernde, nicht selten fürchterliche Wirkungen sie nicht kennt und die sie, wie es scheint, geflissentlich unerkennbar macht durch Zusammenmischung mehrerer solcher ungekannter Substanzen in eine Arzneiformel, und bringt so durch langwierigen Gebrauch derselben neue, noch zum Teil unaustilgbare Arzneikrankheiten dem kranken Körper bei.

Sie verfährt auch, wo sie nur kann, um sich bei dem Kranken beliebt zu machen, mit Mitteln, welche die Krankheitsbeschwerden durch Gegensatz – *contraria contrariis** – zwar sogleich auf kurze Zeit unterdrücken und bemänteln *(Palliative),* aber den Grund zu diesen Beschwerden, die Krankheit selbst, verstärkt und verschlimmert hinterlassen. Es scheint das unselige Hauptgeschäft der alten Medizin zu sein, die Mehrzahl der Krankheiten, die langwierigen, durch fortwährendes Schwächen und Quälen des ohnehin schon an seiner Krankheitsplage leidenden schwachen Kranken, und durch Hinzufügen neuer, zerstörender Arzneikrankheiten, wo nicht tödlich, doch wenigstens unheilbar zu machen, und, wenn man dieses verderbliche Verfahren einmal am Griffe hat und gegen die Mahnungen des Gewissens gehörig unempfindlich geworden ist, ist dies ein sehr leichtes Geschäft.«

In der Kupferbergbaustadt Hettstedt hielt sich Hahnemann nur neun Monate auf. Schnell wurde er auf die Kupferkrankheit der Bergarbeiter aufmerksam. Er machte sich genaue Aufzeichnungen über seine Beobachtungen. In seiner Praxis hatte er zunächst die alte Medizin des antiken Arztes Galen (129–201 n. Chr.) übernommen, die ihn aber keineswegs befriedigte.

2.3 Amtsarzt, Hygieniker und Reformer

Im Frühjahr 1781 siedelte Hahnemann nach Dessau über, wo er seine spätere Ehefrau, die Stieftochter eines Apothekers, kennenlernte. Sein Schwiegervater gab ihm Gelegenheit, im Laboratorium seiner Apotheke chemischen Studien nachzugehen.
In jener Zeit interessierte Hahnemann sich ganz besonders für die Volkshygiene, die damals auf einem erschreckenden Tiefstand war. Er eignete sich auf diesem Gebiet umfassende theoretische und praktische Kenntnisse an. In Dessau erreichte ihn ein Ruf als Amtsarzt nach Gommern. Bei seinen amtsärztlichen Visiten in den Häusern schaffte er Ordnung, sorgte für Sauberkeit und hygienisches Verhalten. Bevor er sich den Kranken anzusehen pflegte, öffnete er die Fenster, entfernte die überflüssigen Decken vom Krankenbett und fegte oft eigenhändig die Stube aus. Dadurch machte er sich bei der vorwiegend armen Bevölkerung unbeliebt. In den Nachtstunden arbeitete er wieder am Schreibtisch und übersetzte das Werk eines französischen Chemikers mit dem Titel: *Laborant im Großen oder Kunst, die chemischen Produkte fabrikmäßig zu verfertigen*. Hahnemann wußte durch sachkundige Bemerkungen das Original zu ergänzen und zu verbessern, so daß dieses auf zwei Bände mit fast 700 Druckseiten anwuchs. Auch verfaßte er 1782 eine umfangreiche ärztliche Arbeit über das Thema: *Anleitung, alte Schäden und faule Geschwüre gründlich zu heilen*.
Am 1. Dezember 1782 heiratete Hahnemann Johanna Leopoldine Henriette Küchler.
In seiner Praxis begann er langsam, die Roßkuren der alten Medizin abzuschütteln. Er gab oft eigenhändig seinen Kranken kalte und warme Bäder, die er mit Zusätzen von Pflanzenextrakten versah. Innerlich verabreichte er aromatische Teemischungen oder ordnete eine spezielle Diät

an. Er forderte seine Kranken auf, sich zu bewegen, warnte vor Exzessen, Süchten und Alkoholmißbrauch. Er legte seinen Kranken Kräuterumschläge auf, wusch selbst ihre Wunden und verband ihre Geschwüre. Dadurch legte er bereits den Grundstein für die fünf Behandlungsprinzipien Sebastian Kneipps (1821–1897): 1. Ordnungstherapie, 2. Diätetik, 3. Hydrotherapie, 4. Phytotherapie und 5. Bewegungstherapie.

Mit seiner genialen Beobachtungsgabe studierte er intensiv die Selbstheilungstendenzen der Natur. Damals notierte er folgende Sätze:

> »Wenn die Natur sich nicht selbst helfen könnte, wäre die Menschheit übel daran. Der Schäfer, der Vieharzt, die alten Weiber laufen uns Ärzten den Rang ab. Sie sind glücklicher und geschickter als oft der schulgerechteste Professor und Mitglied aller Akademien. Fast alle unsere Kenntnisse von den reinen Heilkräften der Natur verdanken wir dem unverschnörkelten Wissen des gemeinen Mannes.« (Haehl 1943, S. 29)

Bei Mißerfolgen in seiner Praxis suchte Hahnemann immer zuerst den Fehler bei sich selbst. Jeder Kranke war für ihn eine ernste Gewissensprobe. Dann aber ging er auch auf Fehlersuche bei den gängigen Methoden der alten Medizin.

Von 1784 bis 1788 versah Hahnemann das Amt des Stadtphysikus in Dresden. Er arbeitete dort nicht nur als Amtsarzt, sondern auch als Gerichtsmediziner. Während dieser Zeit schrieb er eine Arbeit über *Die Arsenikvergiftung, ihre Hilfe und gerichtliche Ausmittelung*. Er verbot den freien Arsenikverkauf und die zahllosen gefährlichen, arsenikhaltigen Fieberpulver.

Neben seiner wenig einbringenden amtsärztlichen und gerichtsmedizinischen Tätigkeit bestritt er den Unterhalt für

die wachsende Familie mit Übersetzungen fremdsprachiger medizinischer Literatur und eigenen Veröffentlichungen. Mehr als 2000 Druckseiten an Übersetzungen und selbständigen Werken hat die Dresdner Zeit hervorgebracht.
Aus wirtschaftlichen Gründen mußte Hahnemann im Jahr 1789 Dresden verlassen und schlug sein Winterquartier in der Nähe von Leipzig notdürftig in einem Bauernhaus auf. Dort schrieb er die Erfahrungswerte aus seiner amtsärztlichen und gerichtsmedizinischen Tätigkeit in allgemeinverständlicher Weise nieder, um der Bevölkerung eine praktische Anleitung für die alltäglichen hygienischen Verhaltensweisen zu geben. Gleichzeitig kritisierte er die Lässigkeit und Verantwortungslosigkeit der für die Volkshygiene zuständigen staatlichen Organe. Hahnemanns hygienische Alltagsforderungen wenden sich gegen das Schlafen im Wohnzimmer und das falsche Heizen. Er fordert körperliche Abhärtung, Luft und Licht in der Kinderstube und gewissenhafte Prophylaxe ansteckender Krankheiten. Er entwickelt neue Methoden für die Behandlung von Infektionskrankheiten und Seuchen in Kriegs- und Friedenszeiten. Er kümmert sich um den Bau und die Einrichtung von Spitälern und setzt sich für die Desinfektion von Wohnungen und Geräten und für die Austrocknung von Sümpfen ein. Er verlangt die Ausrottung der alten Stadtquartiere mit ihren dumpfen Gäßchen und alten Häusern, wo Armut, Hunger und Unreinlichkeit herrschen.
Vorübergehend wohnte Hahnemann mit seiner inzwischen fünfköpfigen Familie im Jagdschloß des Herzogs Ernst in Gotha-Georgenthal. Dieser hatte von Hahnemanns Erfolgen bei der Behandlung von Gemüts-und Geisteskrankheiten gehört und ihm sein Jagdschloß als kleine Privatklinik für psychiatrisch kranke Standespersonen zur Verfügung gestellt. Leider blieb der erwartete Patientenzustrom aus. Einzig und allein der begü-

terte Geheime Kanzleisekretär Klockenbring aus Hannover konnte sich der erfolgreichen Behandlung und psychischen Betreuung Hahnemanns erfreuen. Es war inzwischen bekannt geworden, daß Hahnemann während seiner amtsärztlichen Tätigkeit die damaligen katastrophalen Zustände in den Nervenkrankenanstalten, die er überwachen mußte, aufgedeckt und schonungslos angeprangert hatte. Mit den dort praktizierten unmenschlichen und barbarischen »Behandlungsmethoden«, die Folterungen glichen, wollte Hahnemann aufräumen und eine Reformierung der Psychiatrie durchführen. Als Herr Klockenbring im Jagdschloß des Herzogs Ernst einzog, zeigte er Hahnemann unter Tränen die Schwielen von den Stricken seiner unmenschlichen früheren Krankenwärter. Später, im Jahr 1796, faßte Hahnemann seine Anschauungen über die Behandlung der Geisteskrankheiten zusammen, und es bleibt sein Verdienst, als einer der ersten seiner Zeit auf die schreienden Mißstände in der Behandlung der Geisteskranken hingewiesen und eine menschenwürdige Pflege gefordert zu haben.

Während der 15 Monate seines Verweilens im Jagdschloß des Herzogs Ernst in Gotha-Georgenthal schrieb Hahnemann ein umfassendes zweibändiges Apothekerlexikon, in welchem er das Zukunftsbild einer Apotheke entwarf, in der die Tinkturen aus frischen Pflanzen bereitet werden, die Gifte wohl verwahrt liegen und zuverlässige Ordnung und Sauberkeit herrschen.

Nach einem Zwischenaufentalt in Bad Pyrmont, wo ihm eine Badearzttätigkeit angeboten worden war, zog er 1796 mit seiner Familie nach Königslutter bei Braunschweig, der zwölften Station innerhalb von 16 Jahren.

In dieser Zeit fiel Hahnemann die zweibändige Arzneimittellehre des Edinburgher Professors Cullen in die Hände, die er mit kritischen Augen vollständig aus dem Englischen ins Deutsche übersetzte. Professor Cullen stand damals in hohem Ansehen; man nannte ihn den englischen Hippokrates. Cullen beschrieb in seinem Werk u. a. die fiebererzeugende Wirkung der Chinarinde. Dies veranlaßte Hahnemann zu seinem ersten Selbstversuch mit dieser Droge. Er erinnerte sich dabei genau an seine Malariaerkrankung in Siebenbürgen und deren Behandlung mit der Chinarinde. Die gewissenhafte Aufzeichnung der Auswirkungen seines Selbstversuches der Chinarinde gab Hahnemann den wesentlichen Anstoß für weitere Arzneimittelprüfungen an gesunden Versuchspersonen.

Während seines vierjährigen Aufenthaltes in Königslutter erarbeitete Hahnemann die theoretischen Grundlagen für seine Ähnlichkeitsregel, die er durch zahlreiche Arzneiprüfungen am Gesunden, vorwiegend im Selbstversuch, entdeckte und unterbaute. Seit seinem ersten Selbstversuch mit der Chinarinde waren sechs Jahre vergangen. Im Jahr 1817 schreibt er rückblickend:

»Schon im Jahre 1790 machte ich mit der Chinarinde den ersten reinen Versuch an mir selbst in Absicht ihrer Wechselfieber erzeugenden Wirkung, und mit diesem ersten Versuch ging mir zuerst die Morgenröte zu der bis zum hellsten Tag sich aufklärenden Heillehre auf.« (Haehl 1943, S. 57)

Außer diesen Arzneiprüfungen am Gesunden stellte er aus der ganzen bisher bekannten medizinischen Literatur vergleichende Beobachtungen an und fand vielerorts Beweismaterial für seine Erfahrungswerte.

2.4 *Das Geburtsjahr der Homöopathie*

Von Königslutter aus lernte Hahnemann Professor Christoph Wilhelm Hufeland (1762–1836), Direktor des medizinischen Kollegiums für Chirurgie an der Charité Berlin, kennen. Dieser hatte vor kurzem eine neue Ärztliche Zeitschrift gegründet, das *Journal der praktischen Arzneikunde*. Hufeland war Hahnemann wohlgesonnen und ermöglichte ihm, Aufsätze in dieser Zeitschrift zu veröffentlichen. In seinem ersten Artikel legte Hahnemann die ersten theoretischen Grundlagen und praktischen Erfahrungen seiner homöopathischen Arzneimittellehre vor. Er überschrieb diesen mit dem Titel: *Versuch über ein neues Prinzip zur Auffindung der Heilkräfte der Arzneisubstanzen nebst einigen Blicken auf die bisherigen*. Dies war im Jahr 1796, das man auch das Geburtsjahr der Homöopathie nennen kann.

Als Hahnemann die Korrekturfahnen seiner Frau vorlegte, sagte sie traurig zu ihm: »Du hast der Welt einen großen Dienst erwiesen. Aber denke auch an deine Frau und deine Kinder! Vergiß nicht über deiner Pflicht zu deinem Beruf deine heiligste Pflicht als Mann und Vater. Du mußt jetzt mit den Versuchen aufhören, wenn du nicht deine Gesundheit für immer untergraben willst!«

Der Artikel begann mit folgenden Sätzen:

> »Drei Wege, zu heilen, hat es bisher gegeben. Der *erste* Weg, die Grundursachen der Übel hinwegzunehmen oder zu zerstören, diese vorbeugende Tätigkeit der Ärzte ist der erhabenste Weg. Doch müssen wir diese königliche Straße diesmal zur Seite liegen lassen. Der *zweite* Weg, der meist begangene, Entgegengesetztes durch Entgegengesetztes zu heilen, ist bei chronischen, selbst bei schon leicht ins Chronische ausartenden akuten Krankheiten verwerflich. Und wenn der größere Teil unserer ärztlichen Zeitgenossen noch dieser Methode *contraria contrariis* Galens anhinge, ich fürchte mich doch nicht, sie schädlich, verderblich zu nennen. Um die

Wirkungen der Heilmittel zu erforschen, sollte man sich so wenig wie möglich auf den Zufall verlassen. Allein durch die Prüfungen der Arzneien am gesunden Organismus läßt sich die wahre Natur, die echte Wirkung der Arzneisubstanzen geflissentlich entdecken. Dies ist nun der *dritte* Weg, der nur von Zeit zu Zeit von besseren, einsichtsvolleren und gewissenhaften Ärzten beschritten worden ist und dahin geht, das Übel von Grund aus zu heben und zwar durch spezifische Mittel. Weil es aber dann doch wohl auch an einem Schlüssel fehlen möchte, so bin ich vielleicht so glücklich, das Prinzip darzulegen, nach welchem man zu Werk gehen könnte, um allmählich für jedes Übel ein passendes spezifisches Heilmittel aus dem bisher bekannten Arzneivorrat nach Gründen herauszufinden und nach Gründen anzupassen. Es beruht ungefähr auf folgendem:
Jedes wirksame Arzneimittel erregt im menschlichen Körper eine Art von eigener Krankheit, eine desto eigentümlichere, ausgezeichnetere, heftigere Krankheit, je wirksamer die Arznei ist. Man ahme die Natur nach, die zuweilen eine chronische Krankheit durch eine andere hinzukommende heilt, und wende in der zu heilenden Krankheit dasjenige Arzneimittel an, welches eine andere, möglichst ähnliche, künstliche Krankheit zu erregen imstande ist, und jene wird geheilt werden: *similia similibus,* Ähnliches durch Ähnliches.«

Zum Beweis dieser seiner Behauptungen führt Hahnemann dann bereits eine Menge Arzneimittel an, die er geprüft hatte.

2.5 Auf Spurensuche: Die Geschichte der Ähnlichkeitsregel

Auf Grund seiner fundierten Sprachkenntnisse hatte Hahnemann die medizinische Literatur vom Altertum bis zu den zeitgenössischen Autoren durchforscht. Dabei ging es ihm in erster Linie darum, seine neuentdeckte, homöopathische Arzneimittellehre und seine Ähnlichkeitsregel durch Beobachtungen und Erfahrungen berühmter Ärzte der Medizingeschichte bestätigt zu finden. Bereits in *Hippokrates* (460–377 v. Chr.) stieß er auf einen Kronzeugen der Ähnlichkeitsregel:

> »Die Krankheit entsteht durch Einflüsse, die der Wirkung der Heilmittel ähnlich sind, und der Krankheitszustand wird beseitigt durch Mittel, die ihm ähnliche Erscheinungen hervorrufen.«[1]

Bei *Paracelsus* (1493–1541) fand er folgende Sätze: »Also gehen die Wesen der Arzneien gegen die Krankheit, wie sich zwei Feinde stellen, beide heiß, beide in Harnisch, beide mit gleichem Gewehr.« Bereits Paracelsus hatte die alte Lehre verworfen, daß eine falsche Zusammensetzung der Körper»säfte« die Krankheiten hervorriefe. Dabei unterschied die alte Schule Blut, Schleim, gelbe Galle und schwarze Galle. Paracelsus suchte das Wesen des Lebens und der Krankheit nicht in der Materie, sondern in den Kräften des Körpers. Auf ihn geht das sogenannte immaterielle Krankheitsprinzip zurück.

1710 schrieb ein französischer Arzt namens *Bouldoc*, «daß die purgierende (reinigende) Eigenschaft des Rhabarber die Ursache seiner Durchfall stillenden Kraft sei.«

---

[1] Aus diesem Satz geht hervor, daß bereits Hippokrates Arzneimittelprüfungen an Gesunden durchgeführt hat. Die so gewonnenen Arzneimittelbilder verglich er mit dem Erscheinungsbild der Krankheiten und zog daraus therapeutische Konsequenzen.

1738 schreibt der dänische Regimentsarzt *Dr. Stahl:*

»Ganz falsch und verkehrt ist die in der Arzneikunst angenommene Regel, man müsse durch gegensätzliche Mittel *(contraria contrariis)* kurieren. Ich bin im Gegenteil davon überzeugt, daß durch ein ähnliches Leiden erzeugendes Mittel *(similia similibus)* die Krankheiten weichen und geheilt werden: Verbrennungen durch Annäherung ans Feuer, erfrorene Glieder durch aufgelegten Schnee und das kälteste Wasser, Entzündung und Quetschung durch *abgezogene Geister;* und so heile ich die Neigung zu überschüssiger Magensäure durch eine sehr kleine Gabe Vitriolsäure mit dem glücklichsten Erfolg, in den Fällen, wo man eine Menge adsorbierender Pulver vergeblich gebraucht hatte.«

In der gleichen Zeit überlegt *Dr. von Stoerck:*

»Wenn der Stechapfel den Geist zerrüttet und bei Gesunden Wahnsinn hervorbringt, sollte man dann nicht versuchen dürfen, ob er bei Wahnsinnigen durch Umänderung der Ideen gesunden Verstand wiederbringen könnte?«

Im Jahr 1771 schreibt *Albrecht von Haller:*

»Es ist zuerst ein Heilmittel im gesunden Körper zu prüfen, ohne jegliche fremde Vermischung, zuverlässig ermittelt nach Geruch, Geschmack, klein in der verabreichten Dosis. Man muß seine Aufmerksamkeit auf alle Affektionen, welche durch den Kontakt mit der Arznei hervorgerufen werden, wie Puls, Körperwärme (Fieber), Atmung, auch Ausscheidungen richten. Dann überführe die im gesunden Körper entstandenen Phänomene in die Anwendung am kranken Körper.«

Im Jahr 1759 beobachtet *Anton de Haen:*

»Es gibt gewiß hunderte von Arzneipflanzen, die, weil sie giftig sind, deshalb auch heilsam sind. Die Arten der Nachtschattengewächse erregen in größerer Gabe Krämpfe und Raserei, in mäßiger Gabe jedoch lösen sie Krämpfe und Zuckungen.«

Es ist Hahnemanns großes Verdienst, bereits die frühesten Spuren homöopathischer Denkweise entdeckt und durch die Jahrhunderte hindurch verfolgt und durch eigene Arzneimittelprüfungen untermauert zu haben. Seine hervorragende Beobachtungsgabe, die er schon als Abiturient bewiesen hatte, kam ihm dabei sehr zustatten. In seinem *Organon* (6. Auflage 1921, S. 49–50) schreibt Hahnemann:

»Es war hohe Zeit, daß der weise und gütige Schöpfer und Erhalter der Menschen (im Blick auf die zeitgenössischen ›Heil‹-Methoden) diesen Greueln Einhalt tat, Stillstand diesen Torturen gebot und eine Heilkunst an den Tag brachte, die das Gegenteil von allem diesem war: ohne die Lebenssäfte und -kräfte durch Brechmittel, jahrelanges Darmausfegen, warme Bäder und Schwitzmittel oder Speichelfluß zu vergeuden oder das Lebensblut zu vergießen, ohne auch durch Schmerzmittel zu peinigen und zu schwächen, ohne den Kranken mittels langwierigen Aufdringens falscher, ihrer Wirkung nach ihnen unbekannter Arzneien angreifender Art, statt die an Krankheiten Leidenden zu heilen, ihnen neue chronische Arzneikrankheiten aufzuhängen, ohne selbst durch hef-

tige *Palliative,* nach dem alten beliebten Wahlspruch: *contraria contrariis curentur,* die Pferde hinter den Wagen zu spannen, kurz ohne die Kranken, wie der unbarmherzige Schlendrian tut, statt zur Hilfe, den Weg zum Tode zu führen, – im Gegenteil, die kranken Kräfte möglichst schont, und sie auf eine gelinde Weise mittels weniger, wohl erwogener und nach ihren ausgeprüften Wirkungen gewählter einfacher Arzneien in den feinsten Gaben nach dem naturgemäßen Heilgesetz *similia similibus curentur* unbeschwert, bald und dauerhaft zur Heilung und zur Gesundheit bringt; es war hohe Zeit, daß er die Homöopathie finden ließ.
Durch *Beobachtung, Nachdenken* und *Erfahrung* fand ich, daß im Gegensatz zu der alten Allopathie die wahre, richtige, beste Heilung zu finden sei in dem Satz:
Wähle, um sanft, schnell, gewiß und dauerhaft zu heilen, in jedem Krankheitsfalle eine Arznei, welche ein ähnliches Leiden *(hómoion páthos)* für sich erregen kann, als sie heilen soll!
Dies ist sauber und klar umrissen die Ähnlichkeitsregel.«

Hier taucht zum ersten Mal die Bezeichnung *hómoion páthos* auf. Davon leitet sich der Begriff Homöopathie ab. Homöopathie bedeutet also ein Therapieprinzip, das die Auswirkung einer Arznei im gesunden menschlichen Organismus zur Grundlage hat. Diese gestaltet ein sogenanntes Arzneimittelbild, das sich durch gleichzeitige Prüfung ein und desselben Arzneistoffes an mehreren, gesunden Versuchspersonen herauskristallisiert. Dabei ist es die Aufgabe erfahrener Prüfärzte, die einzelnen Prüfungsprotokolle zu sichten und kritisch zu bewerten. Dieses Arzneimittelbild stellt gewissermaßen eine künstlich hervorgerufene, feintoxikologische (d. h. weit unterhalb der Vergiftungsschwelle liegende) Arzneikrankheit dar, die nach Absetzen des Arzneistoffes wieder spurlos verschwindet. Da nun jede Krankheit jeweils das für sie typische Erscheinungsbild hat, das sich aus der Untersuchung des Patienten und aus vom Patienten geäußerten Befindensänderungen ergibt, folgerte der Arzt Albrecht von Haller bereits vor Hahnemann im Jahr 1771 den Satz, der hier noch einmal gekürzt wiedergegeben werden soll:

> »Es ist zuerst ein Heilmittel im gesunden Körper zu prüfen, ohne jegliche fremde Vermischung, zuverlässig ermittelt, klein in der verabreichten Dosis. Man muß seine Aufmerksamkeit auf alle Affektionen richten, welche durch den Kontakt mit der Arznei hervorgerufen werden. Dann überführe die im gesunden Körper entstandenen Phänomene in die Anwendung am kranken Körper.«

Hahnemann konnte durch intensive Arzneimittelprüfungen, wozu er insbesondere Kollegen heranzog, die aus seinem Studium der Medizingeschichte entdeckten Ansätze für ein Therapiekonzept nach der Ähnlichkeitsregel bestätigen und weiterentwickeln.
Doch auch durch gründliche Beobachtung des Verhaltens unbehandelter Krankheiten zueinander, wenn sie im Körper aufeinandertreffen, traf Hahnemann auf eine Spur der Ähnlichkeitsregel. Er unterschied diese Krankheiten nach ihrer Unähnlichkeit, ihrer Ähnlichkeit, ihrer Stärke und der Reihenfolge ihres Auftretens. An verschiedenen selbstbeobachteten Krankheitsverläufen machte er folgende erstaunliche Erfahrungen:
1. Bei unähnlichen Krankheiten verschiedener Stärke kann die vorbestehende stärkere eine hinzukommende schwächere vom Körper abhalten. Beispiel: »An kavernö-

ser offener Lungentuberkulose erkrankte Patienten wurden von nicht allzu heftigen epidemischen Fiebern nicht angesteckt.« (Hahnemann, *Organon*, § 36)

2. Ist bei zwei unähnlichen Krankheiten die hinzukommende stärker, so kann diese die vorbestehende so lange unterdrücken, bis die stärkere abgeklungen ist. Danach setzt die vorbestehende schwächere ihren Verlauf fort. So erweist sich also bei gleichzeitiger Ansteckung eines Kindes mit Masern und Menschenpocken die letztere als die stärkere Infektionskrankheit. Beispiel: »Wenn die Masern und Menschenpocken zugleich herrschen und beide dasselbe Kind angesteckt haben, so werden gewöhnlich die ausgebrochenen Masern von etwas später hervorbrechenden Menschenpocken im Verlauf aufgehalten, den sie nicht eher wieder fortsetzen, bis die Menschenpocken abgeheilt sind.«

Daraus folgerte Hahnemann den Satz: »Und so suspendieren sich alle einander unähnlichen Krankheiten, die stärkere die schwächere, heilen aber einander nie.« (*Organon*, § 38)

3. Ganz anders aber ist es, wenn zwei ähnliche Krankheiten im Körper zusammenkommen. Hahnemann sagt wörtlich dazu in seinem *Organon* § 45:

»Nein, stets und überall vernichten sich zwei der Art nach verschiedene, aber einander sehr ähnliche Krankheiten, sobald sie im Organismus zusammentreffen, nämlich die stärkere die schwächere. Und zwar aus der nicht schwer zu erratenden Ursache, weil die stärkere, hinzukommende Krankheitspotenz ihrer Wirkungsähnlichkeit wegen dieselben Teile im Organismus, und zwar vorzugsweise, in Anspruch nimmt, die von dem schwächeren Krankheitsreiz bisher affiziert (befallen) waren.«

Beispiel:
> »In Fieber und in Hustenbeschaffenheit haben die Masern viel Ähnlichkeit mit dem Keuchhusten. Und so wurde beobachtet, daß bei einer Epidemie, wo beide herrschten, viele Kinder, welche die Masern bereits überstanden hatten, vom Keuchhusten frei blieben. Wenn aber die Masern eine im Ausschlag, ihrem Hauptsymptom, ähnliche Krankheit vor sich haben, können sie dieselbe ohne Widerrede aufheben und homöopathisch heilen. So wurde eine dem Masern-Ausschlag ähnliche Flechte durch den Ausbruch der Masern sogleich gänzlich und dauerhaft homöopathisch geheilt.« (*Organon*, § 46)

Aus diesen Beobachtungen leitete Hahnemann den Satz ab:
> »Im Lauf der Natur kann, wie wir aus allen diesen Beispielen ersehen, ebenso wenig als mittels des Arztes Kunst, ein vorhandenes Leiden und Übelsein von einer unähnlichen, auch noch so starken Krankheitspotenz aufgehoben und geheilt werden, wohl aber bloß von einer an Symptomen ähnlichen, etwas stärkeren.« (*Organon*, § 48)

Hahnemanns Entwicklung und Anwendung der Ähnlichkeitsregel kann in fünf Schritten zusammengefaßt werden:
1. Medizingeschichtliche Erfassung des therapeutischen Simileprinzips von Hippokrates über Paracelsus bis in das 18. Jahrhundert.
2. Beobachtung des Verhaltens von unbehandelten Krankheiten zueinander unter verschieden Aspekten hinsichtlich Unähnlichkeit, Ähnlichkeit, Stärke und zeitlichem Auftreten.
3. Genaue Krankheitserkennung (Diagnose) und Erfassung des psychosomatischen Krankheitsbildes.

4. Beobachtung und Registrierung der ganzheitlichen Auswirkung von feintoxikologischen Arzneimittelprüfungen am gesunden Menschen, mit Herausarbeitung des *hómoion páthos,* d. h. des Arzneimittelbildes oder der »Arzneikrankheit«.
5. Praktische Anwendung der Ähnlichkeitsregel durch möglichste Übereinstimmung von Arzneimittelbild und dem vorliegenden Krankheitsbild.

2.6 *Der Apotheker – Letzte Schritte zum Organon*

In Königslutter (1796–1799) stellte Hahnemann seine homöopathischen Heilmittel selbst her. Seine Apothekerkenntnisse hatte er bereits 1781 bei seinem Schwiegervater in dessen Apotheke und kurz zuvor durch einige Semester Chemie an der Universität Leipzig gewonnen. Die Selbstherstellung seiner Arzneimittel erregte großen Anstoß bei den Apothekern, die sich ohnehin durch das von ihm herausgegebene zweibändige Apothekerlexikon bevormundet fühlten. Zudem ging Hahnemann durch Wort und Schrift mit der Apothekerschaft ins Gericht. Durch seine amtsärztliche und gerichtsmedizinische Tätigkeit hatte er auch in vielen Städten die Apotheken inspiziert und dabei ganz erhebliche Mißstände aufgedeckt. Mehr und mehr zog er sich unter den Apothekern Feinde zu, was schließlich dazu führte, daß diese eine gerichtliche Klage erhoben. Die Behörde verbot Hahnemann daraufhin das Selbstherstellen seiner Arzneimittel. Dies führte dazu, daß Hahnemann zum wiederholten Mal seinen Wohnort wechselte. Nach insgesamt sechs Zwischenstationen fand er mit seiner großen Familie in Torgau eine vorläufige Bleibe. Dort brachte er sein Hauptwerk, das *Organon der Heilkunst,* zum Abschluß, dessen 1. Auflage 1810 erschien.

Fünf Jahre vorher hatte ihm Christoph Wilhelm Hufeland, Professor an der Charité in Berlin, die Veröffentlichung seiner *Heilkunde der Erfahrung* ermöglicht, in der Hahnemann seine bisherigen Erkenntnisse über seine neue Heilmethode ausführlich und systematisch dargelegt hatte. Zwei Erfahrungssätze hatte er durch seine genaue Beobachtung des Verhaltens von Infektionskrankheiten zueinander aufgestellt (Siehe *Heilkunde der Erfahrung* S. 28 ff.):

1. Erfahrungssatz: Wenn zwei widernatürliche allgemeine Reize zu gleicher Zeit auf den Körper wirken (z. B. Masern *und* Menschenpocken-Virus), so wird, wenn beide ungleichartig sind, die Wirkung des einen (schwächeren) Reizes von der des anderen (stärkeren) auf einige Zeit zum Schweigen gebracht und suspendiert.

2. Erfahrungssatz: Wenn beide Reize große Ähnlichkeit miteinander haben, so wird der eine (schwächere) Reiz samt seiner Wirkung von der analogen Kraft des anderen (stärkeren) gänzlich ausgelöscht und vernichtet (z. B. werden die Menschenpocken zum Vertilgungsmittel der z. Zt. Hahnemanns noch weit verbreiteten Kuhpocken).

Hahnemann folgert daraus:

> »Um also heilen zu können, werden wir bloß nötig haben, dem vorhandenen widernatürlichen Reiz der Krankheit eine passende Arznei, das ist eine andere krankhafte Potenz von sehr ähnlicher Wirkung als die Krankheit sie äußert, entgegenzusetzen. ... Bloß jene Eigenschaft der Arzneien, eine Reihe spezifischer Krankheitssymptome im gesunden Körper zu erzeugen, ist es, wodurch sie Krankheiten heilen, das ist, den Krankheitsreiz durch einen angemessenen Gegenreiz aufheben und verlöschen zu können.«
> (Hahnemann, *Heilkunde der Erfahrung*, S. 34–36)

In der kleinen Schrift *Aesculap auf der Waagschale,* die ebenfalls 1805 erschien, schreibt er:

> »Man war der Entdeckung der Heilkunde nie näher als zu Hippokrates Zeiten. Dieser aufmerksame, schlichte Beobachter suchte die Natur in der Natur. Er sah und beschrieb die ihm vorkommenden Krankheiten genau, ohne Zusatz, ohne Raisonnement. In dieser reinen Beobachtungsgabe übertraf ihn kein Arzt irgendeines nachfolgenden Zeitalters.« (Haehl 1943, S. 73)

Zur gleichen Zeit waren seine *Fragmenta de viribus medicamentorum positivis sive in sano corpore observatis* in lateinischer Sprache erschienen (deutsche Übersetzung etwa: »Bruchstückhafte Gedanken über die Auswirkung von Arzneikräften im gesunden Körper«), ein zweibändiges Werk, in dem er einen Bericht über die Prüfungen von 27 Arzneimitteln am Gesunden *(in sano corpore)* vorlegt.
Man machte Hahnemann Vorwürfe, weil er tödliche Gifte verordne. In seiner Arbeit: *Was sind Gifte? Was sind Arzneien?* (1806) setzt er sich gegen diese Angriffe zur Wehr:

> »Unpassende Wahl, unechte Form und übermäßige Menge aller nur einigermaßen kräftigen Arzneien macht sie verderblich, mit einem Wort zu dem, was das Volk Gifte nennt. Bloß durch unrechten Gebrauch werden Arzneien Gifte; an sich selbst sind keine Arzneien Gifte. Die Unwissenheit tötet mit dem Übermaß am unrechten Ort angewandter Mittel häufig, während der echte Arzt durch behutsamsten Gebrauch der kraftvollsten Arzneien die gefahrvollsten seltensten Krankheiten häufig heilt...
> Hat uns der Bildner der unendlich mannigfaltigen Natur nicht Mittel und Kenntnisse in unsere Hände gegeben, um die kräftigeren und kräftigsten Sub-

stanzen in kleineren und kleinsten Gaben zuzurichten? ... Warum sollten wir jene Schätze uns noch fehlender Arzneiwirkungen mutwillig von uns stoßen, da wir, ohne Ausnahme, ihre Macht durch Auflösung, Verdünnung und kleine Gaben bis zur unschuldigen Gelindigkeit herabstimmen können?« (Haehl 1943, S. 79–80)

Im Jahr 1808 schrieb Hahnemann an Hufeland:

»Ich bin seit 18 Jahren von dem gewöhnlichen Weg in der Heilkunde abgegangen. Ich machte mir ein empfindliches Gewissen daraus, unbekannte Krankheitszustände bei meinen leidenden Brüdern mit unbekannten Arzneien zu behandeln, die leicht das Leben in den Tod verwandeln oder neue Beschwerden und chronische Übel herbeiführen können, welche oft schwerer als die ursprüngliche Krankheit zu entfernen sind. Auf diese Weise Mörder des Lebens meiner Menschenbrüder zu werden, war mir der fürchterlichste Gedanke, so fürchterlich und ruhestörend für mich, daß ich in den ersten Jahren meines Ehestandes die Praxis ganz aufgab, und fast keinen Menschen mehr ärztlich behandelte, um ihnen nicht noch mehr zu schaden, und bloß mich mit Chemie und Schriftstellerei beschäftigte.« (Haehl 1943, S. 81)

In einem Aufsatz, der im gleichen Jahr erschien, fordert er nochmals mit aller Entschiedenheit eine Reformation der Heilkunst:

»Keine Wissenschaft, keine Kunst, ja selbst kein Handwerk ist so wenig mit dem Gang der Zeit fortgeschritten, keine Kunst ist so sehr in ihrer ursprünglichen Unvollkommenheit zurückgeblieben als die Arzneikunst. Diese braucht vom Haupt bis zum Fuß eine völlige Reformation. Immer kurierte man nicht nach Überzeugungen, sondern nach Meinungen, wovon jede um so künstlicher und gelehrter war, je weniger sie taugte. Alle die oft gänzlich entgegengesetzten Verfahrensarten haben jede ihre Autoritäten und berühmte Gewährsmänner; nirgends aber findet sich eine allgültige, in allen Jahrhunderten bewährte, hilfreiche Norm.«

Nach zweijährigem intensiven Bemühen erschien dann im Jahr 1810 Hahnemanns Hauptwerk, das *Organon der Heilkunst*. *Organon* bedeutet eigentlich »Werkzeug« oder »Instrument«. Dieses Wort wurde von Hahnemann gebraucht im Sinn einer Anleitung zum Verständnis der homöopathischen Arzneimittellehre.

2.7 Erntejahre

1811 siedelte Hahnemann nach Leipzig über. Seine sich für die Familie aufopfernde und ihm treu zur Seite stehende Frau hatte im Jahr 1806 das 11. Kind geboren. (Zwei Kinder waren bereits in frühem Alter gestorben.) Acht Töchter und ein Sohn zählten zur Familie.
Bereits vor seiner Ankunft in Leipzig war Hahnemann wegen seiner zahlreichen Veröffentlichungen über die Homöopathie und seiner Angriffe gegen die zeitgenössische Medizin bei Professoren und Studenten der Landesuniversität auf Widerstand gestoßen und heftig kritisiert worden. Er war als medizinischer Außenseiter gebrandmarkt. Dessen ungeachtet veröffentlichte er kurze Zeit nach seiner Übersiedlung nach Leipzig im Dezember 1811 im Reichsanzeiger einen Plan, ein Medizinisches Institut für Ärzte zu gründen, in dem er einen Kurs von sechs Monaten zur Erlernung der Homöopathie an-

bot. Dieser wurde aber von der Leipziger Ärzteschaft nicht angenommen. Daraufhin faßte Hahnemann den kühnen Entschluß, direkt an den Dekan der medizinischen Fakultät heranzutreten mit der Bitte, Vorlesungen über seine neue Heilmethode halten zu dürfen. Dieser ging darauf ein unter der Bedingung, daß er eine wissenschaftliche Vorlesung vor dem medizinischen Lehrkörper der Universität halten und verteidigen müsse. Bereits vier Monate später hielt Hahnemann, inzwischen 57 Jahre alt, am 26. Juni 1812 vor der medizinischen Fakultät in Leipzig seine Habilitationsrede über das Thema: *Dissertatio historico-media Helleborismo Veterum* (»Medizingeschichtliche Abhandlung über die Behandlung mit Nießwurz im Altertum«). Diese Heilpflanze hatte einst der Armeearzt Neros, Dioscorides, nicht genug rühmen können. Mit enormer Belesenheit und sprachlichem Können bewies Hahnemann, daß der Helleborus der Alten nichts anderes als *Veratrum album*, die weiße Nießwurz der Gegenwart, sein könne.

Hahnemann erhielt großen Beifall. Der Dekan der medizinischen Fakultät rühmte die fleißige und tiefschürfende Abhandlung. Die Zuhörer im überfüllten Hörsaal hatten eigentlich eine leidenschaftliche Verteidigung der Homöopathie erwartet. Doch war Hahnemann klug genug, nicht gleich mit der Tür ins Haus zu fallen. Er hatte sich vorgenommen, mit den medizingeschichtlichen Grundlagen seiner homöopathischen Lehre zu beginnen. Auch fiel es ihm nicht schwer, den Professoren die Stirn zu bieten. Streng hielt er sich an die wissenschaftlichen Regeln eines akademischen Vortrags. Kein polemisierendes Wort kam über seine Lippen. So verschaffte er sich vor seiner gegen ihn voreingenommenen Hörerschaft die nötige Achtung – und bahnte sich den Weg zum akademischen Lehramt.

Im Wintersemester 1812 begann Hahnemann mit seinen

Vorlesungen über Medizingeschichte, über sein *Organon* und die Homöopathie. Seine anfängliche gedankenklare Sachlichkeit wurde bald durch zunehmende Kritik seiner Studenten und auch der Professoren empfindlich gestört und reizte den Dozenten zum Zorn. Im Wintersemester 1812 hatte Hahnemann seine Vorlesungen vor überfüllten Hörsälen begonnen. Im Wintersemester 1820 waren es nur noch sieben Studenten, die sein Kolleg über Homöopathie hörten. Acht Jahre lang hatte er an der Universität für die Sache der Homöopathie geworben, war aber letztendlich auf permanentes Unverständnis gestoßen. Sicherlich trug auch seine persönliche Empfindlichkeit und Reizbarkeit dazu bei.

Im Frühjahr 1821 verließ Hahnemann Leipzig und ließ sich auf der letzten Station seiner Wanderschaft durch Deutschland in Köthen nieder. Zuvor hatte er von dem ihm wohlwollenden Herzog von Anhalt-Köthen die Niederlassungserlaubnis erhalten. Ungestört von beruflichen Anfeindungen baute Hahnemann in Köthen eine große Praxis auf und fand bis zu den höchsten Regierungsstellen Anerkennung. Am 14. Mai 1822 ernannte der Herzog von Anhalt-Köthen ihn zum Hofrat.

Die Nachtstunden nutzte Hahnemann zu literarischer Tätigkeit. Er gründete 1826 eine Gesellschaft korrespondierender homöopathischer Ärzte, zwei Jahre danach den Leipziger Homöopathischen Ärzteverein. 1832 erschien zum erstenmal die *Allgemeine Homöopathische Zeitung*. Ein Jahr später wurde die Leipziger homöopathische Heil- und Lehranstalt, das erste homöopathische Krankenhaus, eröffnet.

In jener Zeit kam Hahnemann zu internationaler Berühmtheit. Sein *Organon* war schnell vergriffen. Neuauflagen wurden notwendig. Ausländische Ärzte suchten Hahnemann in Köthen auf. Die Zahl der homöopathischen Ärzte nahm zu, nicht nur in seinem unmittelbaren

Umkreis, sondern auch in anderen Ländern bis nach Amerika.

Hahnemann wachte mit Argusaugen über seinem *Organon* und dessen Befolgung. Das führte bald zu Spannungen zwischen den homöopathischen Ärzten und ihrem Lehrer. Dieser beobachtete mit zunehmender Besorgnis, daß sich seine Schüler nicht immer an seine strengen Richtlinien hielten. So schreibt er in jener Zeit an einen persönlichen Freund:

> »Wozu überhaupt Vereine, was können sie im besten Fall Gutes ausrichten? Alle diese Wirrköpfe kann ich nicht belehren; ich muß sie schreiben und schwatzen lassen, sonst müßte ich mein bißchen Leben vollends darauf verwenden. Wer klug ist, hält sich bloß an meine Worte.«

Berechtigtes und zunehmend auch unberechtigtes Mißtrauen Hahnemanns säte in den Reihen der homöopathischen Ärzte, die nicht in allem ihrem Lehrer bedingungslos folgten, zwischenmenschliche Konflikte und persönliche Zerwürfnisse, die der Sache der Homöopathie mehr und mehr Schaden zufügten. Die biographischen Notizen dieser Jahre aus Hahnemanns erbittertem Kampf um die Homöopathie zeichnen leider das Bild eines unnachgiebigen Diktators.

Mitten in die Zeit seiner persönlichen beruflichen Erfolge und der Zerstrittenheit mit seinen Schülern fällt ein schweres Familienereignis: Im Alter von 67 Jahren stirbt seine sich für ihn, seine Familie und seine Lebensarbeit verzehrende Frau. Dies war im Jahr 1830.

Ein Jahr später bricht die Cholera über das Land herein. Sofort ist Hahnemann wach. Man findet ihn nicht nur Tag und Nacht an den Krankenbetten, sondern er schreibt in kürzester Zeit vier Abhandlungen über die Cholera, über deren Behandlung mit homöopathischen Medikamenten, insbesondere mit Campher, Cuprum, Rhus toxicodendron, Bryonia und vor allem Veratrum album. Er machte auch genaueste Vorschriften über Vorbeugung, hygienisches Verhalten, Desinfektion und Isolierung der Infizierten. Er schöpfte dabei aus dem reichen Erfahrungsgut seiner amtsärztlichen Tätigkeit. Medizingeschichtlich verdient Hahnemann größte Anerkennung auch bezüglich seiner Pionierleistung auf dem Gebiet der Seuchenhygiene! Leider kam es infolge der persönlichen interkollegialen Zerwürfnisse zu einem vorübergehenden Rückschritt in der Weiterentwicklung der gegründeten Institutionen, sowohl bei den homöopathischen Ärzteorganisationen als auch in der konstruktiven Weiterführung des homöopathischen Krankenhauses in Leipzig, das mangels sachgerechter ärztlicher Führung wieder geschlossen werden mußte. Am 11. August 1833 zwingt Hahnemann seine homöopathischen Kollegen zur Unterschrift unter einen Vertrag, den er selbst formuliert hatte. Er hat folgenden Wortlaut:

»Die Hauptpfeiler der Homöopathie sind:
1. Strenge, unbedingte Befolgung des Prinzips *Similia similibus,* und
2. Vermeiden aller antipathischen (gegensätzlichen) Verfahren, wo es möglich ist, durch homöopathische Mittel den Zweck zu erreichen; daher möglichst
3. Vermeidung aller positiv sowie aller durch Nachwirkung schwächenden Mittel, daher Vermeidung aller Blutentziehungen, aller Abführungen von oben und unten, aller schmerzerregenden, rotmachenden, blasenziehenden Mittel, Brennen, Stiche usw.
4. Vermeidung aller bloß zur Aufreizung bestimmten und gewählten Mittel, deren Nachwirkung in jedem Falle schwächend ist.

Zu diesem Vertrag mit der homöopathischen Ärzteschaft sah sich Hahnemann gezwungen, weil der inzwischen gegründete Homöopathische Ärzteverein sich in zwei Lager gespalten hatte, in die »Leipziger« und in die »Köthener« Ärzteversammlung. Die erstere vertrat die Ansicht, daß die homöopathische Heilweise keine ausschließliche sein könne, während die letztere unter strenger Führung Hahnemanns keine andere Heilmethode neben der Homöopathie duldete. Vor allem aber hielt Hahnemann an der ausschließlichen Verordnung von homöopathischen *Einzelmitteln* streng nach dem Simile-Prinzip fest. Dem Vertrag war ein längerer Vortrag vor den in seinem Haus versammelten Kollegen vorausgegangen, in dem er ein regelrechtes Strafgericht hielt und ihnen die strenge Einhaltung der *unitas remedii* (Therapie ausschließlich mit Einzelmitteln) abverlangte.

Sieht man diesen »Vertrag« näher an, fällt trotz aller strengen Gebote eine gewisse Toleranz auf, die dem Ermessen des einzelnen Arztes entsprechend seiner persönlichen Verantwortung einen gewissen Spielraum offenließ. Damit hatte Hahnemann als weiser Meister das ärztliche Gewissen des Einzelnen angesprochen und respektiert. Otto Leeser kommentiert dazu:

»Grundsätzlich ist aber die *unitas remedii* eine konsequente Forderung des homöopathischen Verfahrens. Die versuchte Rechtfertigung von Arzneigemischen ist im Zusammenhang mit der Homöotherapie völlig abwegig.« (Leeser 1963, S. 557)

Im Zusammenhang mit der Behandlung der Infektionskrankheiten möchte ich noch einmal daran erinnern, was Hahnemann vorausschauend sagte:

»... die Grundursachen der Übel hinwegzunehmen oder zu zerstören, diese vorbeugende Tätigkeit der Ärzte ist der erhabenste Weg.« Doch müsse man diese »königliche Straße« vorerst »zur Seite liegen lassen«. Hahnemann hatte als Infektionserreger z. B. der Cholera, des Typhus oder verschiedener infektiöser Kinderkrankheiten ein unsichtbares »Miasma«, ein infizierendes Agens, angenommen. Die Infektionserreger wurden ja erst später entdeckt. Hätte Hahnemann bereits über genaue Kenntnis der Krankheitserreger und deren gezielte Bekämpfung mit Antibiotika verfügt, hätte er sicher eine antibiotische Therapie als eine »königliche Straße« der medikamentösen Behandlung angesehen. Zu seiner Zeit blieb Hahnemann nichts anderes übrig, als Infektionskrankheiten vorwiegend mit strengen hygienischen Maßnahmen anzugehen und darüber hinaus notgedrungen symptomatisch zu behandeln. Ausdrücklich nahm Hahnemann die Infektionskrankheiten von der alleinigen Behandlung mit homöopathischen Medikamenten aus, insbesondere nachdem er die Therapie von Scharlach mit Belladonna als Fehlschlag hinnehmen mußte.

Zurückkehrend zur Biographie Hahnemanns ist noch zu berichten, daß, angeregt durch das genaue Studium des *Organon,* am 8. Oktober 1834 eine wohlhabende 35-jährige Französin aus Paris nach Köthen gereist kam, um den Begründer der Homöopathie persönlich kennenzulernen. Bisher hatten die beiden jüngsten Töchter Hahnemanns ihrem geliebten Vater den Haushalt geführt. Mit unglaublicher Zielstrebigkeit erreichte Melanie d'Hervilly, daß bereits nach drei Monaten ihre Vermählung mit Hahnemann erfolgte. In der Allgemeinen Homöopathischen Zeitung vom 13. Juli 1835 war zu lesen: »Herr Hofrat Dr. Hahnemann ist den 14. Juni nach Paris abgereist.«

Bis zu seinem Tod am 2. Juli 1843 übte Hahnemann zusammen mit seiner zweiten Frau, die ihm den Weg dazu ebnete, eine umfangreiche homöopathische Praxis aus und kam in seinem letzten Lebensjahrzehnt zu hohen Würden und Ehren. Kurz vor seinem Tod brachte er noch eigenhändig das Manuskript der 6. Auflage seines Organon zum Abschluß, das dann erst nach seinem Tod in Druck gegeben wurde. Darin entwickelte er seine Lehre von den Hochpotenzen noch derart weiter, daß diese zwar von den späteren Generationen der deutschen homöopathischen Ärzte nicht mehr allseits anerkannt wurde, bei den Kollegen besonders im französischen und angloamerikanischen Sprachraum aber noch weithin praktiziert wird.

3 Wie wirkt Homöopathie? Hahnemann und die neuere Forschung

Der vorangegangene historische Abriß über Hahnemanns Leben und Werdegang dürfte das Grundprinzip der Homöopathie, die Ähnlichkeitsregel, und seine historischen Vorläufer bereits hinreichend klargemacht haben. Im folgenden möchte ich einige Einzelpunkte der homöopathischen Wirkungsweise genauer beleuchten und dabei den Blick mehr nach vorne richten, auf neuere Ergebnisse der medizinischen Forschung.

3.1 *Erstwirkung und Nachwirkung*

In § 63 bis 65 des *Organon* (6. Aufl. 1921) teilt Hahnemann seine Beobachtungen über die Arzneiwirkung im gesunden menschlichen Körper mit. Er sagt wörtlich:

»Jede auf das Leben einwirkende Arznei stimmt die Lebenskraft mehr oder weniger um, und erregt eine gewisse Befindensveränderung im Menschen auf längere oder kürzere Zeit. Man benennt sie mit dem Namen: *Erstwirkung*. Sie gehört, obgleich ein Produkt aus Arznei- und Lebenskraft, doch mehr der einwirkenden Potenz an. Dieser Einwirkung bestrebt sich unsere Lebenskraft, ihre Energie entgegenzusetzen. Diese Rückwirkung gehört unserer Lebenserhaltungskraft an und ist eine automatische Tätigkeit derselben, *Nachwirkung* oder Gegenwirkung genannt.« (*Organon* § 63)

»Bei der Erstwirkung der Arzneien auf unseren gesunden Körper (d. h. bei einer Arzneimittelprüfung) scheint sich dieser bloß empfänglich (receptiv), gleichsam leidend zu verhalten und so, wie gezwungen, die Eindrücke der von außen einwirkenden Arzneikraft in sich geschehen und dadurch ihr Befinden umändern zu lassen, dann aber gleichsam wieder zu ermannen, und dieser in sich aufgenommenen Einwirkung (Erstwirkung) a) den gerade entgegengesetzten Befindenszustand (Gegenwirkung, Nachwirkung), wo es einen solchen gibt, in gleichem Grade hervorzubringen als die Einwirkung (Erstwirkung) der »künstlich« krank machenden arzneilichen Substanz auf sie gewesen war und zwar nach dem Maß ihrer eigenen Energie – oder b), wo es einen der Erstwirkung gerade entgegengesetzten Zustand in der Natur nicht gibt, scheint sie sich zu bestreben, ihr Übergewicht geltend zu machen durch Auslöschen der von außen durch die Arznei in ihr bewirkten Veränderung, an deren Stelle sie ihre Norm wieder einsetzt (Nachwirkung, Heilwirkung).« (*Organon* § 64)

Hahnemann fördert hier Beobachtungen zutage, die auch Sebastian Kneipp mit seiner Wasserkur gemacht hat. Diese dabei gewonnenen Erkenntnisse wurden in neuester Zeit wissenschaftlich nachgeprüft und bestätigt. So schreibt Hahnemann in § 65 seines *Organon:*

»Ein in das kälteste Wasser lange getauchter Arm ist zwar anfänglich weit blässer und kälter (Erstwirkung) als der andere, aber vom kalten Wasser entfernt und abgetrocknet wird er nachgehends nicht nur wärmer als der andere, sondern sogar heiß, rot und wie entzündet (Nachwirkung, Gegenwirkung).[2]

Auf starken Bohnenkaffee erfolgt Übermunterkeit (Erstwirkung durch cerebrale Gefäßerweiterung), aber hintennach bleibt lange Trägheit und Schläfrigkeit zurück (Gegenwirkung, Nachwirkung), wenn diese nicht immer wieder durch neues Kaffeetrinken hinweggenommen wird.«

Diese Zitate aus dem *Organon* zeigen, mit welcher bis in feinste Einzelheiten gehender Genauigkeit Hahnemann die Auswirkungen von Arzneisubstanzen und physikalische Einwirkungen auf den gesunden menschlichen Körper beobachtet und daraus einleuchtende Schlüsse gezogen hat. Es blieb späteren wissenschaftlichen Experimenten vorbehalten, die Erfahrungswerte Hahnemanns nachzuprüfen und zu bestätigen. Zwischen Reiz und Reizantwort ereignen sich unaufhörlich die psychosomatischen Wechselbeziehungen des lebenden Organismus mit seiner Umwelt.

---

[2] Diese sogenannte *reaktive Hyperämie* wirkt sich nach neuesten Erkenntnissen der Kneippschen Hydrotherapie (Kaiser) auch auf den anderen Arm aus; man spricht dabei von einer *consensuellen* Reaktion, die man sich therapeutisch dann zu Nutzen machen kann, wenn die betreffende Extremität durch einen Unfall schwer verletzt und durchblutungsgestört ist. Kaiser, vor Jahren der erste Vorsitzende der Ärztlichen Gesellschaft für Physiotherapie und des Kneippärztebundes, berichtete auf einer Ärztlichen Fortbildung in Freudenstadt von einer beachtlichen Selbsterfahrung nach einem schweren Autounfall.

3.2 Die homöopathische Diagnose

Unabdingbare Voraussetzung für die gezielte Arzneitherapie nach dem Ähnlichkeitsprinzip ist eine genaue Erhebung der Krankheitsgeschichte und eine gründliche Untersuchung. In § 83 des *Organon* schreibt Hahnemann:

> »Diese individualisierende (d. h. auf die Einzigartigkeit der Person eingehende) Untersuchung eines Krankheitsfalles verlangt von dem Arzt nichts als Unbefangenheit und gesunde Sinne, Aufmerksamkeit im Beobachten und Treue im Aufzeichnen des Krankheitsbildes.«

Hahnemann hat genaue Anweisungen gegeben, wie die subjektiven Beschwerden des Patienten kritisch für das Zustandekommen eines Krankheitsbildes verwertet werden können. Besonderen Wert legte er auf die Erfassung der sogenannten *Modalitäten*. Unter Modalitäten versteht man in der Homöopathie bessernde oder verschlimmernde Umwelteinflüsse, z. B. von Wärme, Kälte, bestimmten Tages- oder Jahreszeiten, bestimmten Nahrungs- und Genußmitteln, von Einwirkungen des personalen Umfeldes auf die Psyche des Patienten, aber auch von eigenen Körperempfindungen bei Änderung der Körperlage, in Ruhe oder durch Bewegung.

Die genaue Erfragung der Modalitäten ist außerordentlich hilfreich bei der Suche nach dem der Ähnlichkeitsregel entsprechenden homöopathischen Arzneimittel. Durch kritische Sichtung durch erfahrene homöopathische Prüfärzte sowohl der Modalitäten, die der Patient bietet, als auch der Arzneimittelprüfungsergebnisse am Gesunden bilden sich bei sehr vielen homöopathischen Arzneimitteln die sogenannten *Leitsymptome* heraus. Nicht zuletzt entstanden diese durch Häufung sehr ähnlicher

Symptome bei einer größeren Anzahl von gesunden Versuchspersonen, die sich ein und derselben Arzneimittelprüfung unterzogen.

Hahnemann hat mit der Erfassung der Modalitäten eine wichtige Vorarbeit für die ganzheitliche Betrachtung des kranken Menschen im Sinne der psychosomatischen Medizin geleistet.

3.3 Die Arzneimittelprüfung

Entsprechend der differenzierten Erarbeitung des Krankheitsbildes, das über die Diagnose bzw. Differentialdiagnose hinaus ein *personotropes* Bild des Patienten ergibt, hat Hahnemann eine unglaubliche Mühe und Sorgfalt darauf verwendet, das Arzneimittelbild, d. h. das Ergebnis der Arzneimittelprüfung am gesunden Menschen *(in corpore sano),* in seiner arzneitypischen Gestalt zu ermitteln. In § 105 des *Organon* sagt er:

> »Der zweite Punkt der Arbeit eines echten Arztes betrifft die Erforschung der zur Heilung der natürlichen Krankheiten bestimmten Werkzeuge, die Erforschung der krankmachenden Kraft der Arzneien, um, wo zu heilen ist, eine von ihnen aussuchen zu können, aus deren Symptomenreihe eine künstliche Krankheit zusammengesetzt werden kann, der Hauptsymptomen-Gesamtheit der zu heilenden natürlichen Krankheit möglichst ähnlich.«

In diesem Zusammenhang weist er in § 108 seines *Organon* ausdrücklich darauf hin, daß

> »kein Weg weiter möglich ist, auf welchem man die eigentümlichen Wirkungen der Arzneien auf das Be-

finden des Menschen untrüglich erfahren könnte, als daß man die einzelnen Arzneien versuchsweise *gesunden* Menschen in mäßiger Menge eingibt, um zu erfahren, welche Veränderungen, Symptome und Zeichen ihrer Einwirkung jede besonders im Befinden des Leibes und der Seele hervorbringe, das ist, welche Krankheitselemente sie zu erregen fähig und geneigt sei, da, wie gezeigt worden, alle Heilkraft der Arzneien einzig in dieser Menschenbefindens-Veränderungskraft liegt und aus Beobachtung der letzteren hervorleuchtet.«

Hahnemann kommt dann eingehend darauf zu sprechen, wie solche Arzneimittelprüfungen praktisch durchgeführt werden müssen (Org. § 122–146). Das Ergebnis möglichst vieler am gesunden Menschen geprüften Arzneien ist die homöopathische *Arzneimittellehre*. »Von einer solchen sei alles Vermutete, bloß Behauptete oder gar Erdichtete gänzlich ausgeschlossen. Es sei alles reine Sprache der sorgfältig und redlich befragten Natur.« Um dies zu erreichen, bevorzugte Hahnemann die Arzneimittelprüfung am »gesunden, vorurteilslosen, gewissenhaften, feinfühligen *Arzt an sich selbst*«.

Nach möglichst genauer Kenntnis des Krankheitsbildes und der im Gedächtnis gespeicherten Arzneimittelbilder ist es die Aufgabe des gewissenhaften Arztes, jeweils das passendste Arzneimittel für eine Krankheit herauszusuchen und anzuwenden. § 146 des *Organon:*

»Der dritte Punkt der Arbeit eines echten Arztes betrifft die zweckmäßigste Anwendung der, auf ihre reine Wirkung in gesunden Menschen geprüften, künstlichen Krankheitspotenzen (Arzneien) zur homöopathischen Heilung der natürlichen Krankheiten.«

3.4 Die Dynamik der Arzneiwirkung

Es ist ein großes Verdienst Hahnemanns, daß er in Seuchenzeiten (Cholera, Typhus) zur Eindämmung einer Epidemie Desinfektionsmaßnahmen und Isolierung der Erkrankten von den Gesunden einführte. Doch die Erreger von Infektionskrankheiten waren damals noch nicht bekannt, und so vertrat Hahnemann die Auffassung, daß das ansteckende Agens (Hahnemann nannte dies *Miasma* = Befleckung) nicht materiell (Viren, Bakterien), sondern »geistartig« sei, und fand folgende Erklärung für die Ansteckung bei einer Infektionskrankheit:

»Ein mit Menschenpocken oder Masern behaftetes Kind teilt dem nahen, von ihm nicht berührten, gesunden Kind auf unsichtbare Weise (dynamisch) die Menschenpocken oder die Masern mit, d. h. es steckt dieses in der Entfernung an, ohne daß etwas Materielles von dem ansteckenden Kinde in das anzusteckende gekommen war. Eine bloß spezifische, geistartige Einwirkung teilte dem nahen Kind die Pocken- oder Masernkrankheit mit.«

Heute sprechen wir von Tröpfcheninfektion. Hahnemann hatte es nicht mehr erlebt, wie im Mikroskop und durch Züchtung auf Nährböden die Infektionserreger nachgewiesen und sichtbar gemacht werden konnten. Es wäre ungerecht, ihm aus dieser Unkenntnis einen Vorwurf zu machen oder ihn seiner Erklärungsversuche wegen des Okkultismus zu bezichtigen, wenn er in der Anmerkung zu § 11 seines *Organon* sagt:

»So verändert auch jede besondere Arzneisubstanz durch eine Art von Ansteckung das Menschenbefinden auf eine ihr ausschließlich eigentümliche

Weise. Dynamisch (im Gegensatz zu materiell) wie durch eine Ansteckung geschieht diese Einwirkung der Arzneien auf unser Befinden, ganz ohne Mitteilung materieller Teile der Arzneisubstanz. Auf die beste Art dynamisierter (d. h. potenzierter) Arzneien kleinste Gabe, worin sich nach angestellter Berechnung nur sowenig Materielles befinden kann, daß dessen Kleinheit vom besten arithmetischen Kopf nicht mehr gedacht und begriffen werden kann, äußert im geeigneten Krankheitsfall bei weitem mehr Heilkraft, als große Gaben derselben Arznei in Substanz. Es sind nicht die körperlichen Atome dieser hoch dynamisierten Arzneien noch ihre physische oder mathematische Oberfläche, vielmehr liegt unsichtbarer Weise in den so befeuchteten Kügelchen (Milchzucker-globuli) oder in seiner Auflösung eine aus der Arzneisubstanz möglichst enthüllte und frei gewordene, spezifische Arzneikraft, und zwar desto stärker, je freier und immaterieller sie durch die Dynamisation (Potenzierung) geworden war.«[3]

Heute kann man diese »Dynamisation« durchaus naturwissenschaftlich erklären:

3.5 *Potenzierung, physikalisch erklärt*

Mein Lehrer am ehemaligen homöopathischen Robert-Bosch-Krankenhaus in Stuttgart, Otto Leeser, nahm die Erklärungsversuche Hahnemanns bezüglich der Dynamisierung von Arzneistoffen durch Potenzierung neu auf. Dabei kamen ihm seine fundierten Kenntnisse aus der

---

[3] siehe die nachfolgenden wissenschaftlichen Erklärungen von Otto Leeser

Chemie und besonders aus der Physik sehr zustatten. Auch wenn für den Laien die folgenden Erklärungen eines naturwissenschaftlich gebildeten Arztes teilweise schwer verständlich erscheinen, sollen diese im genauen Wortlaut wiedergegeben werden. Wenn Otto Leeser z. B. von elektromagnetischer Energie an den Oberflächen von Arzneistoffteilchen spricht, geht es dabei um physikalisch erklärbare Vorgänge, die im 18. und 19. Jahrhundert noch nicht erforscht waren. Hahnemann ahnte jedoch solche voraus und belegte sie mit zeitgenössischen Begriffen wie »dynamisch« oder »geistartig«, ohne diese aus dem okkulten oder spiritistischen Wortschatz zu entlehnen.

Die wissenschaftlichen Erklärungen Otto Leesers sind sachliche Gegenargumente gegenüber unsachlichen, unwissenschaftlichen Deutungsversuchen aus dem Munde der Kritiker der Homöopathie. Er schreibt in seinem *Lehrbuch der Homöopathie, Allgemeiner Teil: Grundlagen der Heilkunde,* (1963, S. 534 ff.) u. a.:

»Alle Arzneistoffe sind zunächst nur potentielle Reize. Wir haben die Bedingungen zu erörtern, unter denen ihnen eine dem arzneilichen Zweck entsprechende Intensität durch die Zubereitung erteilt wird. In der Pharmakologie ist man gewohnt, das Gewicht eines Arzneistoffes als Maß der Dosis zu nehmen. Maßgebend für eine derartige chemische Wirkung ist, daß der Vorgang der Massenwirkungsformel folgt. Das kann im Organismus aber nur bei sehr groben Wirkungen annähernd zutreffen. Für eine katalytische Wirkung z. B. ist die Masse des Katalysators durchaus nicht das Wesentliche. Hier geht es nicht um quantitative, sondern um qualitative Vorgänge. Bei einer solchen katalytischen Wirkung sind die Oberflächen der Stoffteilchen, die Molekülaggregate oder Moleküle, ausschlaggebend für das Zustandekommen der Wirkung. Nur mit Wirkungen an und von Oberflächen haben wir es da zu tun. Es sind Wirkungen von elektromagnetischen

Energiefeldern. Für die Wirksamkeit eines Katalysators – und als solchen betrachten wir die homöopathische Arznei – sind entscheidend die Potentialverteilungsmuster an den Teilchenoberflächen. Die Oberflächenentfaltung ist aber nicht der einzige Faktor. Vielmehr ist die Anordnung der Teilchen im Verteilungsmittel von nicht minder großer Bedeutung. Je gleichmäßiger die Verteilung bei einer bestimmten Teilchenmenge ist, umso weniger werden sich die von ihren Oberflächen ausgehenden Energiefelder gegenseitig stören, umso mehr werden sie bei der Begegnung mit anderen sich geltend machen. Und schließlich wird noch die Teilchengröße zu einem wichtigen Faktor für die Wirksamkeit. Je größer die Molekülaggregate sind, umso weniger wird die Elektronenanordnung der Oberfläche derjenigen entsprechen, die für die besondere Struktur dieser Molekülart charakteristisch ist. Je mehr die Teilchen sich verkleinern, umso mehr wird ihre Oberfläche der des Einzelmoleküls entsprechen. Für die Entstehung von Energiefeldern sind die Elektronen an der Oberfläche verantwortlich, deren Energie durch innermolekulare Bindung nicht voll verbraucht ist. Diese freie Oberflächenenergie ist es, welche die Umgebung nach ihrem Bilde anordnet, soweit eben ihr Energiefeld reicht. Ganz charakteristisch für die Molekülart wird nur die Oberfläche der isolierten Moleküle sein. All das sind Gesichtspunkte der Stoffaufteilung und der Verteilung im Medium. Hier ist eine notwendige Vertiefung des physikalischen Denkens vorzunehmen.

Eines müssen wir voraussetzen: daß nämlich noch Moleküle, zumindesten aber 1 Molekül des betreffenden Wirkstoffes am Reaktionsort vorhanden ist. Die Arzneiwirkungen können wir uns also nicht losgelöst von dem Ausgangsstoff vorstellen. Wir setzen die Anwesenheit von Molekülen dieses bestimmten Stoffes im gegebenen Präparat voraus. Auch wenn wir uns das Molekül als Sender eines für seine Struktur charakteristischen Rhythmus von strahlender Energie vorstellen, fällt es schwer zu glauben, daß wir ohne Einverleibung der Sendeapparatur mit dem Arzneipräparat eine charakteristische Wirkung erzielen können.

Hahnemann hielt diese Stoffe noch für unendlich unterteilbar. Das ist nicht der Fall, wie die Physik uns gelehrt hat. Es ist genau bekannt, wie viele Moleküle eines Stoffes in einer bestimmten Gewichtsmenge vorhanden sind. 1 Mol irgendeiner Substanz, d. h. ihr Molekulargewicht in Gramm, enthält $6{,}02 \times 10$ hoch 23 Moleküle. Das ist die auf verschiedenen Wegen ermittelte Loschmidt'sche Zahl. Nehmen wir eine chemische Verbindung vom Molekulargewicht 60 an, so enthält 1 Gramm dieses Stoffes 10 hoch 22 Moleküle; ist das Molekulargewicht 600, so hat 1 Gramm des Stoffes 10 hoch 21 Moleküle. Würden wir den Stoff vom Molekulargewicht 60 22mal nach der Dezimalskala verdünnen, so würde 1 Gramm der Konzentration 10^{-22} rechnerisch noch 1 Molekül enthalten; bei dem Stoff vom Molekulargewicht 600 kämen wir bei der 10^{-21} auf das letzte Molekül. Dabei ist die Voraussetzung, daß die tatsächliche, technische Verdünnung der errechneten genau entspricht.« (Leeser, S. 534–538)[4]

Es folgen genaue Ausführungen über die Herstellung der Arzneipotenzen entsprechend der von Hahnemann entwickelten Zubereitungsvorschriften. Diese moderne physikalische Interpretation der Auffassung Hahnemanns von der Dynamisierung von Arzneipotenzen mag genügen, einerseits die Gedanken Hahnemanns besser zu verstehen, aber auch vom Wissensstand der modernen Physik her zu korrigieren, und andererseits die als okkult oder spiritua-

---

[4] Diese Berechnung soll beweisen, daß es möglich ist, die in den einzelnen Potenzstufen vorhandene Anzahl von Arzneimolekülen annähernd zu bestimmen.

listisch ausgelegten Gedanken Hahnemanns dieses unberechtigten Verdachtes zu entledigen. Als ehemaliger Teilnehmer der homöopathischen Seminare von Otto Leeser im Robert-Bosch-Kankenhaus in Stuttgart kann ich bezeugen, wie sehr es unserem hochverehrten Lehrer ein Herzensanliegen war, uns die Homöopathie unter Zuhilfenahme seiner umfassenden naturwissenschaftlichen Bildung neu zu erklären und lieb zu machen.Dabei zeichnete sich Otto Leeser persönlich durch große Bescheidenheit aus. Dasselbe gilt auch für Professor Alfons Stiegele, dessen homöopathische Ambulanz ich miterleben durfte.

Was die Potenzierung der homöopathischen Arzneimittel anbetrifft, möchte ich noch einmal Otto Leeser zu Wort kommen lassen:

»Von Potenzen, ursprünglich als Stufen der Kraftentfaltung oder Dynamisierung gemeint, spricht man in der Homöopathie, wenn die ›Verdünnungen‹ nach der Dezimal- oder Centesimal-Skala nach den genauen pharmazeutischen Vorschriften durch Verreibung mit Milchzucker bzw. durch Verschütteln in verdünntem Äthylalkohol hergestellt sind. Die Zeichen D bzw. C zeigen an, ob die Potenzen nach der Dezimal(D)- oder Centesimal(C)-Skala hergestellt sind. So entspricht also eine D 6 oder C 3 hinsichtlich der ›Verdünnung‹ des Ausgangsstoffes einer 10^{-6}-Konzentration.[5] Der wirkliche Arzneigehalt einer Potenz hängt aber sehr von der technischen Herstellung ab, insbesondere macht es einen erheblichen Unterschied, ob das Potenzieren für jede Stufe in einem neuen Glas erfolgt, also für D 6 sechs Glasfläschchen gebraucht werden (Mehrglasmethode) oder nur eines (Einglasmethode). Bei Untersuchungen an ra-

---

[5] 10^{-6} (zehn hoch minus sechs) bedeutet eine in Zehnerschritten vorgenommene Verdünnung von 1:1 Million, die der homöopathischen Potenzstufe von D6 entspricht.

dioaktivem Phosphor mit Hilfe des Geiger-Müller-Zählers konnte festgestellt werden, daß die 9. Potenz von 1 gamma Phosphorsäure, d. h. der Größenordnung nach 10^{-15} Gramm (D 15), sich noch gut nachweisen läßt (etwa 1 Million Moleküle in 1 ccm). Obwohl für die 9 Potenzstufen der 1 gamma Phosphorsäure 9 Gläser benutzt werden, entsprach die beobachtete Aufteilungskurve ziemlich gut der errechneten. Die Adsorption an der Glaswand ist also bei der Mehrglasmethode ziemlich unbedeutend. Sie macht bei der D 17 etwa 1/2 Potenz aus.

Es gibt genug Farb- oder Geruchsstoffe, für die es sich durch den Gesichts- und Geruchssinn nachweisen läßt, daß sie aus einem Glas durch 23maliges Verdünnen des Inhalts nach der Dezimalskala nicht restlos entfernt werden.

Nach der Hahnemannschen Potenzierungstechnik wird jede folgende *Centesimalpotenz* aus der vorhergehenden entweder durch Verreibung von 1 Gran (0,06 g) auf 100 Gran (6 g) neuen Milchzuckers oder durch Verschüttelung von 1 Tropfen der vorhergehenden Potenz mit 99 Tropfen verdünnten Äthylalkohols hergestellt. Für jede Centesimalpotenz einer Verreibung bedarf es 1 Stunde Verreibungszeit, eine flüssige Potenzstufe erfordert 10 kräftige Schüttelschläge des Glases gegen eine elastische Unterlage. In Deutschland entspricht die C 3 der D 6, die C 6 der D 12. Als Präparat ist aber eine D 6 von einer C 3 verschieden.

Bei der Potenzierung bis zu D 20 bzw. D 22 oder bis zu einer C 10 bzw. C 11 können nur noch einzelne Moleküle des Ausgangsstoffes vorhanden sein. Unsere bisherige Ableitung lief darauf hinaus, daß zumindest 1 Molekül des Wirkstoffes anwesend sein müsse, wenn es die für den Arzneistoff eigenartige Wirksamkeit im Organismus zu entfalten imstande sein soll. Deshalb bezeichnet man die Potenzen, die über diese genannten Verdünnungsstufen hinausgehen, als *Hochpotenzen*. Will man eine naturwissenschaftlich begründete Grenze ziehen, kann man nur die Anwesenheit von Molekülen des Arzneistoffes im Präparat als Kriterium benutzen.

Hahnemann ging bis etwa zu seinem 80. Lebensjahr nicht über die nach dem Mehrglasverfahren hergestellte C 30 hinaus. »Einmal muß die Sache doch ein Ende haben«, sagt er an einer Stelle. Von Potenzen bis zu C 30 sind indes seit mehr als 100 Jahren so viele positive Resultate berichtet worden, daß man sie nicht in Bausch und Bogen als Suggestion unkritisch und unwissenschaftlich abweisen kann, sondern lieber darin ein einstweilen ungelöstes Problem sieht. Das ist wenigstens die Ansicht des Autors (Otto Leeser) aufgrund eigener Erfahrung mit D 30 und C 30 z. B. bei Säuglingen und Kleinkindern und aus der Beobachtung von *Erstverschlimmerungen* nach diesen Potenzen bei chronisch Kranken.

Die folgenden theoretischen Erwägungen sollen denn auch keinen veranlassen, Versuche mit Hochpotenzen zu machen; sie mögen nach Gutdünken als »Spekulation« oder als Selbstgespräch des Autors aufgefaßt werden.

Es ist mißverständlich, wenn Arzneiwirkungen von Potenzen unter ca. D 20 als »stofflich« bezeichnet werden und die von Hochpotenzen als »nicht stofflich« oder nach Hahnemann als »geistartig«. Energiefelder von Gestaltoberflächen, aus deren Begegnung eine Neuanordnung als Wirkung hervorgeht, sind überhaupt nicht stofflich. Die stofflichen Strukturen sind vielmehr als Sender anzusehen. Beim Potenzieren, etwa bei dem intensiven Verreiben eines Arzneistoffes in Milchzucker, besteht immerhin die Möglichkeit, daß die von den Oberflächen der Arzneistoffteilchen ausgehenden Energiefelder an den Oberflächen von Lactosekristallen durch lockere, *adsorptive* Bindungen Umlagerungen *induzieren,* so daß an ihnen ein den Arzneistoffteilchen komplementäres Relief zustande kommt. Dadurch würden Lactosekristalle die Gestaltqualität der betreffenden Arzneiteilchen kopieren, das neue Oberflächenmuster nicht nur annehmen, sondern auch vervielfacht weitergeben können. Die *Analogie* der *Induktion* von Antikörpern durch *Antigene* scheint einstweilen noch sehr fern zu liegen, weil da die Umformung sich an einem von lebenden Zellen gelieferten Makromolekül vollzieht (3. Aufl. des zitierten Buches von Otto Leeser 1963!). Aber nehmen nicht Wasserkristalle die unendlich variablen Formen der Schneeflocken von den Oberflächen feinster Staubteilchen an? Selbst in der flüssigen Form ist Wasser keine chaotische Molekülhäufung, sondern ein geordnetes Gefüge, dessen Grenzflächen von gelösten Molekülen oder Ionen je nach deren Eigenart ummodelliert werden; so stellt man sich eine Lösung jedenfalls vor. Bei Verreibungen von Stoffen, wie beispielsweise Schwefel in Laktose (Milchzucker), sollte aber die Nachprüfung unserer Annahme mit physikalischen Methoden möglich sein, und damit würde aus der Spekulation eine Arbeitshypothese. Erklären können wir die Wirkung von Hochpotenzen einstweilen nicht.

Bleiben wir nun aber im Bereich der Potenzen, bei denen man der Anwesenheit von Arzneimolekülen sicher sein kann. Da erhebt sich die Frage, welchen Sinn dieses mühsame Potenzieren denn hat. Wie gesagt, unterscheiden sich die Potenzen keineswegs nur durch die entsprechend der Verdünnungsstufe abnehmende Molekülzahl des Ausgangsstoffes, sondern auch durch die Aufteilung des Stoffes, die Entfaltung der Oberfläche und durch ihre mehr oder weniger regelmäßige Anordnung und Verteilung im Medium, dem »Vehikel«. Wenn nur die Zahl der freien Moleküle maßgebend wäre, so könnte man meinen: Wenn man einmal eine molekulare Lösung hat, so ist die größte Oberflächenentfaltung eines Stoffes im *Solvens* doch erreicht und die Verteilung der Moleküle wird auch im großen und ganzen gleichförmig sein. Bei Elektrolytlösungen wissen wir aber, daß die Leitfähigkeit, ein Ausdruck der Wanderungsgeschwindigkeit der Ionen, relativ umso größer wird, je größer die Verdünnung ist. Bei den nicht *dissoziierten* Molekülen ist offenbar: je näher die Moleküle aneinanderliegen, umso mehr werden sie sich durch die Molekularbewegung gegenseitig in der Entfaltung ihrer Energiefelder stören. Je größer die Distanz zwischen 2 Molekülen, umso freier wird ihre Eigenbeweglichkeit relativ zum Medium (zur Trägersubstanz) werden, umso freier kann sich aber auch die Oberflächenwirkung eines jeden Moleküls entfalten.[6] Es kommt nun darauf an, was für Wirkungen man von einer molekularen Lösung haben will. Erwartet man chemische Bindung mit einer gleichen Anzahl andersartiger Moleküle, so vollzieht sich die Reaktion linear nach der Massengleichungsformel. Das Optimum ist da, wo die Konzentrationen von Reagens und Substrat einander entsprechen. Beabsichtigt man aber eine katalytische Wirkung, so steht das Ge-

---

[6] Hier wird der Sinn der Schüttelstöße bei der Potenzierung flüssiger Arzneistoffe bzw. der Verreibung fester Substanzen in Milchzucker deutlich: Durch eine möglichst gleichmäßige Verteilung der Moleküle in der Trägersubstanz wird die Arzneiwirkung verbessert.

An dieser Stelle sei noch ein Wort zur Herstellungsart der homöopathischen Einzelmittel angefügt: Noch heute werden, so bei der Deutschen Homöopathischen Union (DHU) Karlsruhe, alle homöopathischen Einzelmittel nach den Herstellungsvorschriften des Homöopathischen Arzneibuches (HAB) angefertigt. Dies bedeutet, daß die flüssigen, in 51–70 Vol%-igem Ethanol (Alkohol) gelösten Arzneipotenzen (Dilutionen) nach den auf Samuel Hahnemann basierenden Vorschriften des HAB handverschüttelt und nach der Mehrglasmethode hergestellt werden, wogegen die Milchzuckerverreibungen und die Weiterverarbeitung zu Tabletten und Globuli (Kügelchen) maschinell durchgeführt werden.

wichtsverhältnis des Katalysators in gar keinem Verhältnis zu dem des Substrates; der Energieumsatz ist minimal. Ausschlaggebend ist die Abgestimmtheit, das Zueinanderpassen von Potentialmustern an den Oberflächen. Diese Anfangsreaktion ist reversibel, die Reaktion kann sich an immer neuem Substrat vollziehen, mit Folgen, die zu der Masse des Katalysators in keinem Vergleich stehen. Nun haben sich bei der Katalyse- – und ebenso bei den Enzymreaktionen – Optima der Konzentration herausgestellt: sehr häufig bewegt sich dieses Optimum um eine Konzentration, die wir als D8 bis D10 bezeichnen würden. Auch für Vitamin- und Hormonwirkungen liegen die Verhältnisse ähnlich.

Wenn wir z. B. 10 gamma Vitamin B 12 in 1 ccm Lösungsmittel einspritzen, so entspricht die Konzentration D 5, die Konzentration am Wirkungsort wird sich aber um D 9 oder D 10 bewegen. Stärkere als die optimale können die Katalyse- oder Enzymwirkung hemmen oder unterbinden; andererseits kann aber auch die Konzentration zu niedrig sein, um die Katalyse innerhalb einer begrenzten Beobachtungszeit in Gang zu bringen, weil der notwendige Kontakt nicht zustande kommt. Bei Immunreaktionen, bei denen die Abgestimmtheit zwischen Antigen und Antikörper besonders groß ist, liegt das Optimum bei höheren Verdünnungsstufen. Z. B. kann die Quaddelprobe[7] mit dem Tuberkuloprotein noch in einer Verdünnung entsprechend D 11 positiv sein; wasserlösliches

---

[7] Leeser nimmt hier Bezug auf den Tuberkulintest am Beispiel der Methode nach Mendel-Mantoux. Üblicherweise wird dabei mit einer Tuberkulin-Verdünnung 1 : 1000, die etwa der homöopathischen Potenz D 3 entspricht, gearbeitet. Beim Tuberkulintest geht es um die Fragestellung, ob der betreffende Patient früher eine tuberkulöse Infektion durchgemacht hat. Diese wird durch eine Immunantwort der sog. T-Lymphozyten, einer Untergruppe der weißen Blutkörperchen, also nicht eines Anti-

Reintuberkulin kann in noch höherer Verdünnung entzündliche Reaktionen hervorrufen.
Im Bereich der Stoffverdünnungen, die innerhalb der durch die Loschmidt'sche Zahl bezeichneten Grenze liegen, muß die Wirksamkeit theoretisch als möglich anerkannt werden. Wieweit sie im Tierversuch und am kranken Menschen nachgewiesen werden kann, ist eine andere Frage. Bei jedem solchen Versuch ist es notwendig, dem *Prinzip des Optimums* Rechnung zu tragen. Eine chemische Massenwirkung können wir nicht mit einer hohen Verdünnung erreichen, eine äußerst fein abgestimmte Katalyse nicht mit einer konzentrierten Lösung des Katalysators. So können wir auch die eine Art von Arzneiwirkungen nur von tiefen, die andere Art nur von hö-

---

körpers, in Form einer entzündlichen Rötung und Schwellung in der unmittelbaren Umgebung der Injektionsstelle bestätigt. Man spricht von einer »zellulären«, also durch Blutlymphzellen hervorgerufenen Hautreaktion, die mit einer zeitlichen Verzögerung von 2 bis 4 Tagen auftritt. Sie ist beweisend dafür, daß bei einem Erstkontakt des Körpers mit Tuberkelbakterien die sog. T-Lymphozyten die Immunabwehr besorgten und in ihrem Immungedächtnis dieses Ereignis festgehalten haben. Zur praktischen Ausführung des Tuberkulintestes nach Mendel-Mantoux sei noch angefügt, daß dabei 0,1 Milliliter der oben genannten Verdünnung in die Haut eingespritzt wird, wodurch eine kleine weiße Quaddel oder Papel erzeugt wird.
Leeser will mit dem Beispiel des Tuberkulintestes sagen, daß die Reaktionsempfindlichkeit dieser »Gedächtniszellen« so hoch ist, daß diese auch bei weit höheren Tuberkulinverdünnungen bis zu einer D 11 und darüber ihre Immunantwort in Gestalt der Tuberkulinreaktion abzugeben in der Lage sind.
Diese Information über den Tuberkulintest erfolgte deswegen so ausführlich, weil er der Wirkungsweise homöopathischer Arzneipotenzen nahe kommt. Denn nach Auffassung von Leeser ist die Homöotherapie eine Art Reizbehandlung, wobei im kranken, geschwächten, aber reizempfindlicheren Organismus Impulse für den Heilungsvorgang gesetzt werden.

heren Potenzen erwarten. Man muß optimale Bereiche der Potenzstufen anerkennen, und diese richten sich nach der Empfindlichkeit des Kranken gegenüber dem betreffenden Arzneireiz.« (Leeser 1963, S. 538–543)

»Das Potenzieren von Arzneistoffen in der von Hahnemann angegebenen Weise hat einen anderen Sinn als den einer bloßen Konzentrationsherabsetzung; zwar nicht so, daß die Wirksamkeit einer höheren Potenz besser sein müsse als die einer niederen, doch so, daß sie zweckmäßiger sein kann, um bestimmte Wirkungen zu erzielen. Es ist irreführend, die Skala der Potenzen nur unter dem quantitativen Gesichtspunkt zu beurteilen. Die höheren Potenzen können unter geeigneten Reaktionsbedingungen Wirkungen haben, die mit der Substanz selbst oder ihren niederen Potenzen überhaupt nicht möglich sind, andererseits sind für manche Wirkungen die niedersten Verdünnungen, d. h. starke Konzentrationen, notwendig und hohe Potenzen sinnlos.« (Leeser 1963, S. 545)

»In den Potenzen ist ein Stoff *modifiziert,* er hat einen anderen Modus der Wirkung. Es ist deshalb gar nicht verwunderlich, wenn die Prüfungen mit Potenzen andere Symptome hervorbringen als die mit der Substanz selbst oder ihrer konzentrierten Lösung.« (S. 554)

»Zur Frage der Dosierung homöopathischer Medikamente ist zu sagen, diese hat zwei Seiten: die Arzneizubereitung und die Bestimmung der Gabe nach Menge und zeitlicher Wiederholung. *Arzneizubereitung,* die Zustandsform des Arzneipräparates, ist der *übergeordnete* Gesichtspunkt, denn die *wirksame* Menge des Arzneistoffes in einer Gabe hängt von ihr ab. Man sollte nicht von einer homöopathischen Dosis schlechthin sprechen. Das wird immer auf die Größe bzw. auf die Kleinheit der Arzneistoffmenge bezogen. Diese *kann* außerordentlich klein sein; sie muß es aber keineswegs. Wenn als homöopathische Dosis die *kleinste wirksame Menge* eines Arz-

neistoffes bezeichnet werden soll, das ist die für einen konkreten Fall ausreichende, so ist dagegen nichts einzuwenden. Nur wird dabei leicht vergessen, daß die *Stoffmenge* eine vielen anderen Faktoren untergeordnete Bedeutung für die Wirksamkeit hat.« (Leeser, S. 557 f.)
Soweit Otto Leeser in seinem *Lehrbuch der Homöopathie*.

3.6 Die homöopathische Erstverschlimmerung

Auf ein jedem homöopathischen Arzt bekanntes Phänomen soll noch kurz hingewiesen werden, auf die sogenannte *Erstverschlimmerung*. In seinem *Organon* sagt Hahnemann:

»Zeigen sich bei fast täglicher Wiederholung der völlig homöopathisch passenden Arznei sogenannte *homöopathische Verschlimmerungen,* sodaß der Rest der Krankheitssymptome sich wieder etwas zu erhöhen scheint (indem die, der ursprünglichen Krankheit so ähnliche Arzneikrankheit, nun fast noch allein laut wird), dann müssen die Gaben entweder noch mehr verkleinert, und auch in längeren Zeiträumen wiederholt, oder auch wohl mehrere Tage ganz ausgesetzt werden, um zu sehen, ob die Genesung keiner arzneilichen Hilfe mehr bedürfe, wo dann auch diese, bloß vom Überfluß der homöopathischen Arznei herrührende Scheinsymptome ebenfalls bald von selbst verschwinden und ungetrübte Gesundheit zurücklassen.
Im Fall bei der homöopathischen Behandlung, vorzüglich der chronischen Krankheiten, die ersten Gaben schon eine sogenannte *homöopathische Verschlimmerung,* das ist eine merkliche Erhöhung der zuerst erforschten, ursprünglichen Krankheitssym-

ptome hervorbrächten, so wäre dies ein sicheres Zeichen, daß die Gaben allzu groß waren. Die Gabe der anhaltend dienlichen, keine neuen beschwerlichen Symptome erzeugenden Arznei wird, allmählich erhöht so lange fortgesetzt, bis der Kranke, bei allgemeinem Besserbefinden, anfängt, eine oder mehrere seiner alten, ursprünglichen Beschwerden aufs Neue in mäßigem Grade zu spüren. Dies deutet bei einer so allmählichen Erhöhung der sehr gemäßigten Gaben auf nahe Heilung, nämlich darauf, daß das nun von natürlicher Krankheit freiere Lebensprinzip anfängt, bloß noch etwas an derjenigen homöopathischen Arzneikrankheit zu leiden, die sonst *homöopathische Verschlimmerung* genannt wird.« (*Organon* §§ 248, 280 und 282)

Otto Leeser bemerkt dazu:

»Ein wertvoller Anhalt für das Absetzen der Gabe ist die Beobachtung einer *Erstverschlimmerung*. Schon Hahnemann hat die kurze Erstverschlimmerung für ein günstiges Zeichen angesehen und diejenige Gabe als optimal bezeichnet, welche nur eine *eben merkliche* Erstverschlimmerung mache. Nur wenn die nachfolgende Besserung nicht vollständig ist, sollte ein neuer Reiz derselben Art, aber möglichst in anderer Potenz, eingesetzt werden. Solches individualisierendes Vorgehen setzt viel Verständnis und gute Beobachtung von seiten des Kranken und des Arztes voraus.« (Leeser, S. 555)

Eine homöopathische Erstverschlimmerung kann somit auch eine Bestätigung des richtig gewählten Homöotherapeutikums sein, aber auch ein Signal bedeuten für eine zu stark gewählte Potenz.

3.7 Chronische Krankheiten

Zum Thema »chronische Krankheiten«, dem Hauptarbeitsfeld Samuel Hahnemanns, sei noch ein zweites interessantes Phänomen der homöopathischen Behandlungsweise erwähnt.
Ist eine Krankheit oder ein körperliches Leiden »chronisch« geworden, geht dieser Prozeß meist einher mit einer erheblichen Leistungsminderung eines Organsystems. Leeser spricht in diesem Zusammenhang von einem *circulus vitiosus* (Teufelskreis) einer länger anhaltenden Überbeanspruchung. Insofern noch keine irreparable Schädigung eingetreten ist, kann ein solcher circulus vitiosus an einer entscheidenden Stelle durchbrochen werden. Wörtlich schreibt Leeser dazu:

> »Dazu muß man die Änderungen der Funktionen insgesamt betrachten, sie auf die Person als Ganzes beziehen, ja unter Umständen *die Entstehung des circulus vitiosus in die Geschichte der kranken Person zurückverfolgen* und das Geschehen von dem Entgleisungspunkt aus durch den gleichsinnigen Reiz wieder anzuregen versuchen.« (Leeser 1963, S. 528)

Kurzgefaßt geht es darum, bei jeder chronischen Krankheit eine möglichst weit zurückgehende Krankheitsvorgeschichte zu erstellen, wobei man an den primären »Entgleisungspunkt« kommt, wo die chronische Krankheit ihren Anfang genommen hat. Gelingt es dabei, das auslösende krankmachende Geschehen aufzuspüren, ist die Wiederholung eines gleichsinnigen Reizes mittels eines möglichst hochpotenzierten homöopathischen Medikamentes angebracht.
Ein solcher krankmachender Faktor ist oft ein Infektions-

erreger (Hahnemann sprach von einem *Miasma*). Leeser schreibt dazu:

> »Mit der Idee, daß chronische Krankheiten in sehr variablen und miteinander abwechselnden Syndromen im Gefolge von Infektionskrankheiten auftreten können, war Hahnemann seiner Zeit weit voraus. Er hat für den Arzneieinsatz bei chronischen Krankheiten einen neuen Weg aufgezeigt, nämlich: den Ursprung einer chronischen Krankheit in die Geschichte des Kranken zurückzuverfolgen bis zu dem Wendepunkt, an dem ein charakteristisches Symptom zuerst akut war: darauf einen Arzneireiz einzusetzen, der das ursprüngliche Symptom wieder hervorzurufen vermag. Die Absicht ist, ein chronisches Krankheitsgeschehen, bei dem sich die Einstellung des Arzneireizes auf die gerade aktuellen Symptome als unzulänglich erweist, gleichsam an der Quelle zu erfassen und ihm von da aus eine neue, günstigere Wendung zu geben. Die Beobachtung, daß das zuweilen bei jahrzehntealten Leiden durch bestimmte Arzneimittel gelingt, ist für den nachdenklichen Arzt immer wieder ein großes Erlebnis.« (Leeser 1963, S. 533–34)

3.8 *Ausblick*

Homöopathie ist keine Heilweise von vorgestern. Sie ist auch kein Hokuspokus. Therapeuten wie Patienten können ihre Wirksamkeit bezeugen. Das Forschungsprojekt »Homöopathie« ist gerade in der heutigen Zeit aktueller denn je. Ich möchte abschließend die letzten Sätze der Ausführungen von Otto Leeser (Leeser 1963, S. 558–59) wiedergeben:

> »Es ist berechtigt, von einer der Homöopathie ei-

gentümlichen Arzneizubereitung zu sprechen. Die Bedeutung der Arzneizubereitung durch die Potenzierungstechnik, wie sie Hahnemann empirisch gefunden hat, muß anerkannt werden. Wir können sie heute besser verstehen, als es zu seiner Zeit möglich war. Die Wichtigkeit, ja Notwendigkeit, die Kenntnis von der Wirkung der Arzneistoffe durch Prüfungen an Gesunden zu bessern, kann nicht bestritten werden. Das ist eine nie endende Aufgabe. Es versteht sich, daß die umfangreichen Beiträge Hahnemanns und seiner ersten Schüler nur als Grundsteine für diesen Ausbau gewürdigt werden können. Soweit wir sehen können, befinden wir uns auf diesem Gebiet der Heilkunde auf dem festen Boden der beobachtbaren Wirklichkeit. Es wurde versucht, die homöopathische Methode verstandesgemäß darzustellen und es einem jeden Arzt zu überlassen, ob er sich durch eigene Erfahrung von ihrer Brauchbarkeit überzeugen will und kann.«

Mag es für den medizinisch nicht gebildeten Leser eine gewisse Zumutung gewesen sein, den Entwicklungsgang der Homöopathie aus dem Munde ihres Gründers (wörtliche Hahnemannzitate in der Sprache seiner Zeit) zu verfolgen, so war es für die Patienten Hahnemanns eine weit größere, wenn er ihnen empfahl oder gar von ihnen verlangte, zum besseren Verständnis das ganze *Organon* zu lesen.
Und wenn auch die wissenschaftlichen Erklärungen Otto Leesers manches Kopfzerbrechen verursachten, so mögen sie doch dazu beitragen, die tiefgründige Forschungsarbeit eines der berufensten Schüler Hahnemanns zu respektieren. Immerhin ist es sehr beachtlich, daß ein namhafter Arzt und Naturwissenschaftler es für wert hielt, sich so gründlich mit dem Erbe Hahnemanns zu befassen und

dieses nicht nur interesierten Kollegen aufzuschließen, sondern auch Heilung suchenden Patienten nahezubringen. Gerade ihnen darf Mut gemacht werden, sich in der Homöopathie geschulten und erfahrenen Ärzten anzuvertrauen, um die Wirksamkeit dieser bewährten Heilmethode an sich selbst zu erfahren.

Von Dr. Hermann Frick
ist in unserem Verlag erschienen:

Östliche und westliche Meditation oder christliche Innerung

162 Seiten, engl. brosch. DM 14,80

Der Autor sieht es als Aufgabe an, die fernöstliche Meditationsweise des Hinduismus und des Zen als »Heilmittel« zu prüfen und eine Rückbesinnung anzustoßen auf das Heil der ganzen Menschheit in Jesus Christus, das so bezeugt ist: *»Und in keinem anderen ist das Heil, auch ist kein anderer Name unter dem Himmel den Menschen gegeben, durch den wir sollen gerettet werden.«*

Fachwörterverzeichnis

A

»abgezogene Geister« alkoholische Flüssigkeiten zur äußerlichen Anwendung
Abusus Mißbrauch
Adsorption Anlagerung (**adsorptiv** anlagernd, **adsorbieren** anlagern)
Affektion Auswirkung
Agens treibende Kraft, wirkendes Mittel
Anamnese Vorgeschichte einer Krankheit nach Angaben des Kranken
Antigen Substanz, die von einem lebenden Organismus als fremd erkannt wird
Antikörper körpereigene Eiweißstoffe, die vom Immunsystem zur Abwehr gegen *Antigene* gebildet werden
Ätiologie Lehre von den Krankheitsursachen (**ätiologisch** die Krankheitsursachen betreffend)
Autosuggestion sich selbst etwas einreden

C

Centesimalskala *Potenzierung* nach dem Verhältnis 1:100; auf Rezepten »C«
consensuelle Reaktion Ein einseitig auf Arm oder Bein einer Körperseite einwirkender Wärme- oder Kältereiz bewirkt eine entsprechende Reaktion im Bereich der anderen Körperseite
conträr gegensätzlich
contraria contrariis »Gegensätzliches (soll) durch Gegensätzliches (geheilt werden)«

D

Dezimalskala *Potenzierung* nach dem Verhältnis 1:10; auf Rezepten »D«
dissoziierte Moleküle in Ionen aufgespaltene Atomverbindungen
doppelblind, Doppelblindversuch Medikamententest, bei dem eine Gruppe von Versuchspersonen das Medikament bekommt und eine andere ein *Placebo;* beim einfachen Blindversuch ist den Versuchspersonen nicht bekannt, wer das Placebo bekommt, beim Doppelblindversuch auch dem Arzt nicht
dynamisch die von Kräften erzeugte Bewegung betreffend

E

Empirie Erfahrung, Erfahrungswissen

Entelechie Etwas, das ein Ziel in sich selbst hat; auf Entwicklung zielende Kraft

F

Festkörper Stoffe, die einer Änderung ihrer Form oder einer Auftrennung einen großen Widerstand entgegensetzen

H

Hyperämie, reaktive verstärkte Durchblutung als Reaktion auf einen Reiz (z. B. auf Kälte)

I

induzieren, Induktion hervorrufen, bewirken

individualisierend auf den einzelnen Patienten eingehend

intraindividuell innerhalb eines Individuums ablaufend

K

Katalysator chemische Substanz, die eine chemische Reaktion beschleunigt, ohne dabei selbst verändert zu werden

katalytisch als *Katalysator* wirkend

Kolloid Stoff, der sich in feinster, mikroskopisch nicht mehr erkennbarer Verteilung in einem Lösungsmittel befindet, ohne mit ihm eine chemische Verbindung einzugehen

Komplexmittel Arzneimittel, das aus einer festen Kombination mehrerer homöopathischer Einzelmittel besteht

M

Massengleichungsformel, Massenwirkungsformel Verhältnis zwischen Quantität und Wirkung eines Arzneimittels. Bei der nichthomöopathischen Therapie ist für die Wirkung einer Arznei vorwiegend ihre Menge, Masse und Gewicht ausschlaggebend. Die Formel besagt, daß das Wirkungsoptimum einer verabreichten Arzneimittelmenge dann erreicht ist, wenn diese eben ausreicht, um die gewünschte Wirkung zu erzielen, d. h. wenn eine Art Gleichgewicht zwischen Arzneimenge und Arzneiwirkung erreicht wird

Medium in der homöopathischen Arzneimittellehre Trägersubstanz, Lösungsmittel für Arzneistoffe

Miasma ansteckender Stoff (überholter Begriff aus dem 18. Jh.)

modifizieren abändern

Modus Art und Weise

Mol diejenige Menge eines chemischen Stoffes in Gramm, die seiner relativen Molekularmasse in Gramm entspricht

Molekül kleinste Einheit einer chemischen Verbindung

N

Nosode aus krankhaften Körpermaterialien oder Krankheitserregern hergestelltes homöopathisches Arzneimittel

P
Palliativ Arzneimittel, das Krankheitsbeschwerden lediglich lindert, aber nicht ihre Ursachen beseitigt

Pathogenese, pathogenetisch die an der Entstehung einer Krankheit beteiligten Faktoren

pathognomisches Symptom für eine bestimmte Krankheit charakteristisches Symptom

personotrop auf die Person bezogen

Phytotherapie Pflanzenheilkunde; Behandlung mit Heilpflanzen (ohne homöopathische *Potenzierung*)

Placebo, Plazebo unwirksames Scheinmedikament

Plethora Blutübermenge

Potentialverteilungsmuster Verteilungsmuster physikalischer Energie

Potenzierung Herstellung von homöopathischen Arzneimitteln in flüssiger Form durch stufenweise Verdünnung mit Verschüttelung, in fester Form durch stufenweise Verreibung nach der Dezimal- oder Centesimalskala

prospektiv vorausschauend

Prophylaxe Vorbeugung

purgieren Reinigen (insbesondere den Magen-Darm-Kanal)

R
Randomisierung, randomisiert zufällige Anordnung von Versuchselementen und Versuchspersonen

Reagens Stoff, der mit einem anderen eine bestimmte chemische Reaktion herbeiführt

reversibel umkehrbar, rückgängig machend

S
similia similibus (curentur) Ähnliches (soll) durch Ähnliches (geheilt werden)

Solvens Lösungsmittel für einen Arzneistoff

Suggestion geistig-seelische Beeinflussung von Menschen

suspendieren zeitweilig aufheben

U
Urtinktur noch nicht *potenzierter* Ausgangsstoff für homöopathische Arzneien; nichtpotenziertes Arzneimittel

V
Vehikel Trägerstoff, Transportmittel

Literatur

Antholzer, Roland: »Fachseminar für biblische Seelsorge und Psychotherapie« (Seminarpapier, 1992, nicht veröffentlicht)
Bayr, Georg, Dr. med.: Kybernetik und homöopathische Medizin, Karl F. Haug Verlag, Heidelberg 1960
Bittner, Wolfgang, Dr. theol.; Pfeifer, Samuel, Dr. med.: An Leib und Seele heil werden, R. Brockhaus Verlag, Wuppertal 1996
Bock, H. E., Prof. Dr. med., Dr. h.c. (emer. Direktor der Med. Klinik der Universität Tübingen): »Therapie und Vernunft«, in: XII. Medicinale, Medice Hausdruck, Iserlohn 1982
Gebhardt, Karl Heinz, Dr. med. (Hrsg.): Beweisbare Homöopathie, Karl F. Haug Verlag, Heidelberg 1980
Graul, Emil Heinz, Dr. med., Dr. rer. nat.: Pluralität in der Medizin, Medice Hausdruck, Iserlohn 1982
Gutmann, V., Prof. Dr. rer. nat.: »Veränderung von Struktur und Systemorganisation der Lösung durch Potenzierung«, in: Allgemeine Homöopathische Zeitung (AHZ) 3/1992, 4/1992, 5/1992 (Band 237/1992)
Haehl, Erich (Hrsg.): Ein Arzt wird Rebell – Samuel Hahnemann begründet die Homöopathie. Gedenkschrift für Richard Haehl, Wilhelm Limpert Verlag, Berlin 1943
Hahnemann, Samuel: Heilkunde der Erfahrung, Karl F. Haug Verlag, Heidelberg 1955 (erstmals erschienen im Journal der practischen Arzneykunde und Wundarzneykunst, hrsg. von C.W. Hufeland, Berlin 1805)
Hahnemann, Samuel, Univ.Doz., Dr. med.: Organon der Heilkunst, 4. Aufl., Arnoldische Buchhandlung, Dresden und Leipzig 1829 (zitiert von Dr. Kleinschmidt)
Hahnemann, Samuel, Univ.Doz., Dr. med.: Organon der Heilkunst, 6. Aufl., hrsg. von Richard Haehl, Verlag Dr. Wilmar Schwabe, Leipzig 1921 (zitiert von Dr. Frick)
Hahnemann, Samuel, Univ.Doz., Dr. med.: Die Chronischen Krankheiten, 1828 (2. Aufl. 1935), Nachdruck Karl F. Haug Verlag, Heidelberg 1983

Harisch, G., Prof. Dr. med. vet.; Dittmann, I.: »Zur Wirkungsentfaltung ausgewählter Homöopathika. 15 Jahre Grundlagenforschung – Erkenntnisse, Lernprozeß«, in: Allg. Homöop. Zeitung (AHZ) 3/1996, S. 122–129

Heide, Manfred, Dr. med.: Irrwege des Heils, Schulte & Gerth, Asslar 1992

Illing, Kurt Hermann, Dr. med.: »Geschichte der Homöopathie in Sachsen«, in: Zeitschrift für Klassische Homöopathie, 3/1996, S. 118–119

Kleinschmidt, Karl, Dr. med.: »Gedanken zur systematischen Erfassung von Wirkungen homöopathischer Arzneimittel an Menschen«, in: Allg. Homöop. Zeitung (AHZ) 2/1974, S. 60–68

Kleinschmidt, Karl, Dr. med.: »Cimicifuga«, in: Allg. Homöop. Zeitung (AHZ) 5/1969, S. 193–207

Koch, Klaus, »Schulmedizin in der Zwickmühle«, in: Deutsches Ärzteblatt 43/1997 (C-2068)

Koch, Kurt E., Dr. theol.: Seelsorge und Okkultismus, 25., erweiterte Auflage, Brunnen Verlag, Basel 1982

Koch, Kurt E., Dr. theol.: Okkultes ABC, Hänssler Verlag, Neuhausen 1984

König, Reinhard, Dr. med.: Sanfte Heilverfahren, Hänssler Verlag, Neuhausen 1987

Kormannshaus, Jochen, Dr. med.: »Zwischen Homöopathie und Allopathie«, in: Blickpunkt Gemeinde 4/1992, S. 9

Kriese, Richard: Okkultismus im Angriff (5. Aufl.), Hänssler Verlag, Neuhausen 1991 (4. Aufl. 1988)

Kriese, Richard: »Okkultismus im Angriff«, in: Die Gemeinde, Wochenschrift der Evang. Freik. Gemeinden 22/1991, S. 6–7

Kunze, Herwig: Alternativmedizin, Gedanken zur Akupunktur, Homöopathie, in: Schriften des Bibelbundes D 33, S. 155–178, Verlag Bibel und Gemeinde, Waldbronn o.J.

Leeser, Otto, Dr. med., Dr. phil.: Lehrbuch der Homöopathie. Allgemeiner Teil: Grundlagen der Heilkunde, Karl F. Haug Verlag, Ulm 1963

Leeser, Otto, Dr. med., Dr. phil.: »Die natürliche Ordnung der Arzneimittellehre«, in: Süddeutsche Apotheker-Zeitung Nr. 21, Mai 1953, S. 375–377 (= Leeser 1953a)

Leeser, Otto, Dr. med., Dr. phil.: Homöopathie, Reclam-Verlag, Stuttgart 1953 (= Leeser 1953b)

Markmann, O.: Die okkulte Heilweise der Homöopathie und der Biochemie, Lorenz Keip Verlag, Berlin, 1980

Martini, Paul, Prof. Dr. med., Dr. med. h.c. mult.: Methodenlehre der klinischen therapeutischen Forschungen, Springer Verlag, Berlin 1953

Mössinger, Paul, Dr. med.: »Kontrollierte klinische Prüfungen beim

Menschen«, in: K. H. Gebhardt (Hrsg.), Beweisbare Homöopathie, Haug Verlag, Heidelberg 1980, S. 91–107

Oepen, Irmgard, Prof. Dr. med.: »Magische Heilmethoden in der europäischen Medizin am Beispiel der Bundesrepublik Deutschland«, in: Heilkunst, Heft 3, München, März 1979

Pascal, Blaise: Gedanken, Verlag Schibli-Doppler, Birsfelden-Basel

Pfeifer, Samuel, Dr. med.: Gesundheit um jeden Preis?, Brunnen Verlag, Basel 1980

Prokop, Otto, Prof. Dr. med., Dr. med. h.c. mult., und Ludwig, Dr. med.: Homöopathie und Wissenschaft, Enke-Verlag, Stuttgart 1957

Prokop, Otto, Prof. Dr. med., Dr. med. h.c. mult. (Hrsg.): Medizinischer Okkultismus, Jena 1962, und Fischer-Verlag, Stuttgart 1977

Prokop, Otto, Prof. Dr. med., Dr. med. h.c. mult.; Wimmer, Wolf, Dr. jur.: Der moderne Okkultismus, 1976, 2. Aufl. Gustav Fischer Verlag, Stuttgart-New York 1987

Resch, G., Dr. med.; Gutmann, V., Prof. Dr. rer. nat.: Wissenschaftliche Grundlagen der Homöopathie, 2. Aufl. o. Verlag, Berg am Starnberger See, 1987 (englische Ausgabe: Scientific Foundations of Homöopathy, Barthel Publ., Germany 1988)

Resch, G., Dr. med.; Gutmann, V., Prof. Dr. rer. nat.: in: Engler, I. (Hrsg.), Wasser-Polarisationsphänomen, Informationsträger, Lebens-Heilmittel, Sommer Verlag, Teningen 1989

Righetti, Marco, Dr. med.: Forschung in der Homöopathie, Ulrich Burgdorf Verlag, Göttingen 1988

Rohrbach, Hans, Prof. Dr. phil.: »Wandlung im Erkennen und Denken der exakten Naturwissenschaft«. Vortrag auf der Jahrestagung des Deutschen Zentralvereins Homöopathischer Ärzte, in: Allg. Homöop. Zeitung (AHZ) 6/1975, S. 222–233

Ruppert, Hans Jürgen, Dr. theol.: Okkultismus, Geisterwelt oder neuer Weltgeist, hrsg. von Thomas Lardon, Edition Coprint, Wiesbaden u. Wuppertal 1990

Schadewaldt, H., Prof. Dr. med.: »Der Ähnlichkeitsgedanke bei Paracelus«, in: Allg. Homöop. Zeitung (AHZ) 6/1972, S. 265–268 und 1/1973, S. 12–20

Schmeer, E. H., Dr. med.: »Zum 50jährigen Jubiläum eines Buches von Herbert Fritsche: Samuel Hahnemann – Idee und Wirklichkeit«, in: Zeitschrift für Klassische Homöopathie 6/1994, S. 252

Theenhaus, U.; Dittmann, I.; Harisch, G., Prof. Dr. med. vet.: »Potenz und Verdünnung. Gleiche Potenz – unterschiedliche Wirkung? Ein Beitrag zur Klärung der Frage«, in: Allg. Homöop. Zeitung (AHZ) 4/1995, S. 151

Tischner, Rudolf, Dr. med.: Geschichte der Homöopathie, Dr. Willmar Schwabe Verlag, Leipzig 1939

Unseld, Erich, Dr. med.: »Die Homöopathie als Methode der Individualtherapie«, in: Allg. Homöop. Zeitung (AHZ) 11/1961, S. 641–654

Walach, Harald, Dr. phil.: Wissenschaftliche homöopathische Arzneiprüfungen, Karl F. Haug Verlag, Heidelberg; zugleich Dissertation Universität Basel, 1991

Wiesenauer, M., Dr. med.; Gaus, W.: »Double-Blind Trial Comparing the Effectiveness of the Homeopathic Preparation Galphima Potentisation D 6, Galphimia Dilution 10-6 and Placebo on Pollinosis«, in: Drug Research 36, 1985, S. 1–4

Wiesenauer, M., Dr. med.; Gaus, W.: »Wirksamkeitsvergleich verschiedener Potenzierungen des homöopathischen Arzneimittels Galphimia glauca beim Heuschnupfen-Syndrom«, in: DAZ 126/1986, S. 2179–2185

Wiesenauer, M., Dr. med.; Gaus, W.; Häussler, S.: »Behandlung der Pollinose mit Galphimia glauca«, in: Allergologie 13/1990, S. 359–363

Wiesenauer, M., Dr. med.; Lüdtke, R., Dr. med.: »The treatment of pollinosis with Galphimia glauca D 4 – A Randomized Placebo-Controlled Double-Blind Clinical Trial«, in: Phytomedicine 2/1995, S. 3–6

»Wir haben die Erfahrung gemacht, daß auch die modernste Medizin oft an Grenzen kommt, die nur eine heilende Gemeinschaft überwinden kann.«
                        Dr. med. Fritz O. Widmaier, Stuttgart

Unser Buch zu diesem Thema:

George Bennett

Heilung – Jesu Auftrag an seine Kirche
Wegweisung für den biblischen Dienst

herausgegeben und eingeleitet von Dr. Wolfgang Bittner
204 Seiten, Paperback DM 19,80

Es ist klar: Jesus Christus, der Herr der Kirche, hat seinen Auftrag: *»Macht Kranke gesund!«* nicht zurückgenommen. Das Zeugnis des Wortes und »mitfolgende« heilende Zeichen sollen den Anbruch der Herrschaft Gottes in dieser Welt bezeugen, heute und morgen genau wie einst.
Die Bereitschaft, sich dem Heilungsauftrag Jesu zu stellen, wächst offensichtlich. Dieses Buch kann dabei eine gute Hilfe leisten. Es ist aus vielfältiger Erfahrung im Raum der Kirche entstanden und weist sich durch Gemeindenähe aus. Es ist ebenso bestimmt von der biblisch gebotenen geistlichen Nüchternheit wie von der zugesagten österlichen Gewißheit: *»Daß Jesus siegt bleibt ewig ausgemacht«*.
                        Altlandesbischof D. Helmut Claß